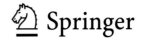

Developmental Dysplasia of the Hip
From Early Sonographic Diagnosis to Effective Treatment

发育性髋关节发育不良
——从早期超声诊断到有效治疗

原著 ◎ [爱尔兰] 约瑟夫·奥贝恩　[希] 康斯坦丁诺斯·克拉普塔基斯

主译 ◎ 张华斌

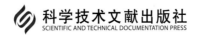

科学技术文献出版社
SCIENTIFIC AND TECHNICAL DOCUMENTATION PRESS

·北京·

图书在版编目（CIP）数据

发育性髋关节发育不良：从早期超声诊断到有效治疗 /（爱尔兰）约瑟夫·奥贝恩（Joseph O'Beirne），（希）康斯坦丁诺斯·克拉普塔基斯（Konstantinos Chlapoutakis）原著；张华斌主译 . —北京：科学技术文献出版社，2023.5

书名原文：Developmental Dysplasia of the Hip: From Early Sonographic Diagnosis to Effective Treatment

ISBN 978-7-5235-0116-0

Ⅰ .①发⋯ Ⅱ .①约⋯ ②康⋯ ③张⋯ Ⅲ .①髋关节—关节疾病—诊疗 Ⅳ .① R684

中国国家版本馆 CIP 数据核字（2023）第 048699 号

著作权合同登记号 图字：01-2023-0894

发育性髋关节发育不良——从早期超声诊断到有效治疗

策划编辑：张 蓉　　责任编辑：张 蓉　　责任校对：王瑞瑞　　责任出版：张志平

出 版 者	科学技术文献出版社	
地　　址	北京市复兴路15号　邮编 100038	
编 务 部	（010）58882938，58882087（传真）	
发 行 部	（010）58882868，58882870（传真）	
邮 购 部	（010）58882873	
官 方 网 址	www.stdp.com.cn	
发 行 者	科学技术文献出版社发行　全国各地新华书店经销	
印 刷 者	北京地大彩印有限公司	
版　　次	2023年5月第1版　2023年5月第1次印刷	
开　　本	710×1000　1/16	
字　　数	186千	
印　　张	12	
书　　号	ISBN 978-7-5235-0116-0	
定　　价	98.00元	

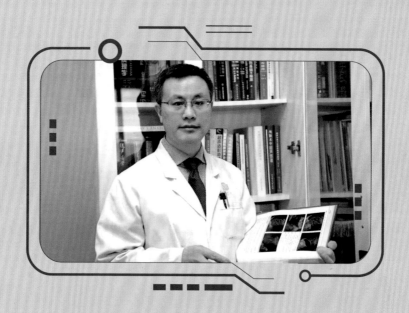

张华斌

毕业于北京医科大学。

1993年8月至2014年5月于北京大学第三医院（2000年北京大学与北京医科大学合并前称北京医科大学第三医院）超声诊断科工作，历任住院医师、住院总医师、主治医师、副主任医师和主任医师。2014年6月起调任清华大学附属北京清华长庚医院，任主任医师，超声科主任。

原书序言

首先，我要感谢作者们在写作这本书时所付出的努力。

发育性髋关节发育不良（developmental dysplasia of the hip，DDH）仍然是世界上最常见的先天性疾病。世界卫生组织拥有的所有国家关于这一问题的数据，充分证明了这一点。未能及时诊断和治疗DDH可能会导致患者终身残疾。因此，一代又一代的医师都在努力寻找DDH早期诊断和治疗的最佳手段。不幸的是，临床检查和普通X线不能提供一个适当的解决方案。

当髋关节超声检查在20世纪70年代末发展起来，并且关于这项技术的第一份出版物在1980年出现时，人们对那种"雪花"状图片普遍持怀疑态度。开始的时候，进展缓慢且令人沮丧。在那个阶段，我们不可能预见到这项技术会逐步达到今天国际上已经达到的高标准。

国际多学科DDH评估和治疗共识委员会（ICODE）的专家们在此对DDH的诊断和治疗进行了最新的回顾，并提出了批评性的意见和讨论。本书可以帮助所有感兴趣的医疗保健专业人员了解DDH和髋关节超声技术，并根据生物力学和解剖学情况，认识到尽早诊断和治疗DDH的必要性。因此，我们可以致力于避免儿童跛行、不必要的手术和早期全髋关节置换（total hip replacement，THR）等问题。

Reinhard Graf
Univ. Prof. Prof.h.c. Dr. med. univ.
Stolzalpe, Austria

原书前言

尽管自希波克拉底时代以来，DDH（以前称为先天性髋关节脱位）一直是一个众所周知的临床问题，但它仍然是一个能引起强烈科学兴趣和具有争议的领域。根据对该疾病的不同定义及用于诊断的各种方法和技术，在医学科学家中，对于什么是髋关节发育不良诊治的合适方法（临床或影像学）仍然存在强烈的分歧。

为了对构成这一问题的不同主题达成一致意见，对髋关节发育不良的诊断和治疗感兴趣的医学专家于2018年9月在匈牙利Csolyospalos举行了会议。这次会议最终形成了一个医学组织——ICODE。

在ICODE形成之后，科学工作由作为一个团队的小组和个人成员进行。这项工作为本书的写作提供了灵感，本书包括了DDH相关的非常重要的核心知识点。

本书主要是由ICODE的成员编写的，反映了ICODE大多数成员的理念和态度。作者小组由一个多学科的医学专家团队组成（包括放射科医师、骨科医师、儿科医师和内科医师），他们都相信髋关节发育不良的早期超声诊断对DDH的有效治疗非常重要，并且他们强烈支持应该对人群进行全面超声筛查，以减少DDH这一疾患。

本书广泛地涵盖了髋关节发育不良的所有领域，从发病机制和胚胎发生学到临床、影像诊断与早期有效的治疗，旨在成为所有医学专业人员处理髋关节发育不良的参考来源。

希望本书可以为儿童髋关节发育不良的早期识别和适当治疗提供有用的帮助，我们很荣幸能有机会担任这本书的主编。

Waterford, Ireland

Heraklion Crete, Greece

Joseph O'Beime

Konstantinos Chlapoutakis

译者序言

　　新生儿DDH的超声诊断在国内已经开展了很多年，遗憾的是，还缺乏一部系统介绍这一技术的专著。更为尴尬的是，国内很多医疗机构采用了不同的超声检查方法和评估手段，导致各医疗机构之间缺乏协调，无法相互之间分享资料和数据。

　　偶然的机会，我们获得了这本由ICODE医学小组主编的教材，该书涵盖了从发病机制和胚胎学到临床和影像诊断以及早期有效治疗的所有髋关节发育不良领域，可以成为处理新生儿DDH的所有医学专业人士的参考资料。尤其难能可贵的是，书中详细介绍了各种超声评估技术和评估测量方法，并利用文献荟萃分析法详细分析了各种超声评估方法的优缺点，并提出Graf法可以作为优先推荐的基本方法，辅助以其他方法，可以有效提高超声诊断DDH的准确度和特异度。这些观点也有助于厘清国内关于这一问题的争论。鉴于此，北京清华长庚医院超声科全体医师在短时间内完成了本书的翻译工作，并推荐给大家。

　　本书的翻译工作得到了北京积水潭医院超声科陈涛教授和小儿骨科边臻教授的大力帮助，特此致谢！

　　由于能力所限，译稿中还存在很多的不足之处，敬请大家指正，以便再版时修正。

译者前言

  本书旨在探讨新生儿DDH的超声诊断极其对于治疗决策的帮助。2018年9月，一些关注新生儿DDH诊断和治疗的医学专家在匈牙利的Csolyospalos召开了一次会议，以确定一个关于这一问题的共识。会议结束后，成立了一个名为ICODE（国际多学科DDH评估和治疗共识委员会）的医学小组。随着ICODE的成立，小组成员开展了大量的科学工作，这些工作是本书的撰写基础。本书主要由ICODE成员撰写，反映了大多数ICODE成员的思想和态度。本书涵盖了从发病机制和胚胎学到临床和影像诊断以及早期有效治疗的所有髋关节发育不良领域，旨在成为处理新生儿DDH的所有医学专业人士的参考资料。

  本书深入探讨新生儿DDH的超声检查的诊断标准、诊断技术、诊断结果及其临床应用。为其超声检查提供一个完整的指南，以帮助临床医师更好地诊断和治疗。适用于超声医师、儿科医师、儿童保健医师以及小儿骨科医师参考。

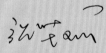

目　录

第5章
DDH影像诊断方法概述

第6章
早发型骨性关节炎的影像学表现

第7章
髋关节发育不良的早期发现

第8章
超声扫查技术

第9章
Graf 的髋关节超声检查

第10章
超声技术的比较

第11章
基于超声的治疗

第12章
进一步的治疗

第1章

简介

Sally Scott, Ailbhe Tarrant

"先天性髋关节脱位（congenital dislocation of hip，CDH）"是儿童最常见的产前肌肉骨骼系统畸形[1]。根据定义和筛查人群的不同，报告的患病率从每1000例新生儿1.6例到28.5例不等[2]。

这种情况似乎早在公元前460—前370年希波克拉底时代就被认识到了[3]。

Dupuytren在1847年[4]对这种情况进行了准确的描述，当时他说："我相信，在未来的某个时期，其他人的观察可能会对这种现象提供一种解释，并完成我在这种特殊感情的历史中未能建立的东西"。Ernest Hey Groves[5]在1928年呼应了这一观点，他写道："CDH是一种畸形，其起源是神秘的，过程是阴险的，最终的致残结果是无情的"。自19世纪以来，人们花费了大量的时间和专业知识进行研究，试图理解这一状况并对其进行诊断[1]。一些作者假设存在一种"前脱位"的情况[6,7]或这种新畸形仅仅是发育不良，并且认为"先天性脱位"一词是用词不当[8,9]。

人们认识到，早期诊断和治疗有可能预防需要手术矫正的长期髋关节发育不良或需要髋关节置换的骨性关节炎，因此，多年来出现了各种筛查方法。Putti[6]认为每个新生儿都应该接受常规的影像学检查。1969年，英国采用Ortolani[7]和Barlow[10]描述的临床试验对所有新生儿的髋关节进行临床筛查。Seddon[11]指出，临床筛查是"一种简单的临床方法，容易学习和快速应用，增加了不到1分钟的检查时间，每个新生儿都有权接受这项检查""可以用来消除CDH这种致残疾病的痛苦"。

然而，16年内，很明显，仅仅采用临床筛查，30%～50%的病例未能检测出[1]。

1980年，奥地利格拉茨大学的骨科教授Reinhard Graf意识到，大部分未骨化的婴儿髋关节可以用超声波观察[12]。这就克服了婴儿的髋关节大部分是由尚未骨化的软骨构成，在X线下无法显示的问题。与X线不同，超声波对婴儿没有危害。

他随后开发的与年龄相关的系统化髋关节超声方法不仅使髋关节发育不良的早期诊断成为可能（早期指6周大），而且还促进了早期治疗，其进展可以通过超声进行无创性监测。

Graf还记录了这种情况的早期自然史，表明发育不良在出生时就存在；最初很少出现移位，但在出生后未经治疗的发育不良中出现移位。因此，他证实了早期临床医师的怀疑，促使名称从"CDH"改为"DDH"。

　　Graf超声评估婴儿髋关节的方法详细解释了DDH的解剖和病理。后续治疗是基于这种标准化的超声检查方法。

　　因此，Graf髋关节超声检查有助于6周龄DDH的诊断和治疗，从而避免发育不良和脱位。建立有效的婴儿髋关节超声筛查服务应该是每个医疗保健系统的目标。

（张华斌）

参考文献

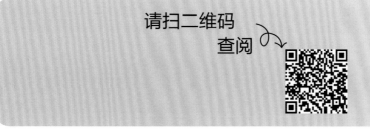

第2章

髋关节的发育：
新生儿髋关节的胚胎学和解剖学

Sonja Placzek, Rahel Bornemann, Nikolaos Skoulikaris

2.1 简介

髋关节是人体的主要关节之一，连接中轴骨骼和附肢骨骼，被认为是真正的"球窝"关节；球形股骨头与髋臼窝连接，因此允许在3个标准平面［矢状位（屈曲/伸展）、冠状位（外展/内收）和轴位（内旋/外旋）］内运动。因此，它在促进骨盆和股骨之间的运动、将上身的重量转移到下肢及在站立或行走期间从地面向上传递力方面起着关键作用[1]。

髋关节的发育涉及其各结构部件的相互机械作用，这种作用是通过遗传程序决定的。

这一过程的主要步骤发生在胚胎时期，因此，了解髋关节的胚胎学发育原理是很重要的，这有助于全面了解髋关节的发育过程。出生后关节会继续发育。很明显，任何可能导致不平衡的过程，在任何阶段，都可能对关节的最终形成产生不良影响。在胚胎期表现出来的髋关节脱位是畸胎型髋脱位。后者较罕见，但由于其过早的发育异常，治疗非常复杂[2]。

2.2 胚胎学

在胚胎时期，股骨头和髋臼由相同的原始间充质细胞发育而来。到妊娠第7周（胚胎期），在限定股骨头和髋臼的前软骨细胞中出现裂缝。随后细胞快速分化，导致髋臼周围软骨和股骨头，以及滑膜的形成[3,4]。

随着髋臼骨与软骨的发育成熟，在股骨头周围逐渐形成髋关节。两部分的均衡生长对髋关节的生理性成熟至关重要[5]。在组织学切片中，在妊娠第6周已经可以看到髋关节的形成（图2-1）。此时，胚胎长到12 mm，骨盆和股骨可识别为软骨胚层[6]。

2.2.1 髋臼的发育

7周龄时，髂骨、耻骨和坐骨的软骨前体结合。骨化中心在胚胎的第3、第4个月出现。髋关节此时由尾部开放的髋臼软骨组成。与"Y"形软骨（triradiate cartilage，TC）的软骨区相连续。从这一点开始，柱状软骨延续到髋臼顶的边缘。在第10周，上唇已经清晰可见[2]。

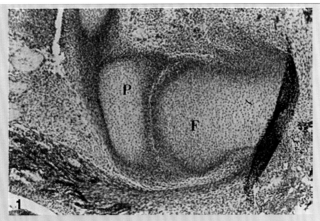

胚胎，6.5周。矢状截面，骨盆（P）和股骨（F）的软骨部分清晰可见。一层缺乏细胞的疏松层将覆盖髋臼和股骨头的两层富含细胞的层分开，关节囊轻度凹陷（苏木精—伊红染色）

图2-1　髋关节发育的开始

［Reproduced with Permission from Tönnis D, Legal H（2013）. Die angeborene Hüftdysplasie und Hüftluxation im Kindes-und Erwachsenenalter: Grundlagen, Diagnostik, konservative und operative Behandlung. Springer Berlin Heidelberg］

　　"Y"形软骨和髋臼顶形成附着区。柱状软骨延续到软骨髋臼顶。增长是双向的（宽度和深度的增加）。软骨髋臼顶向外侧和下方生长。

　　在髋臼切迹区域，内生软骨和骨膜骨形成融合。髋臼软骨通过软骨膜下的间隙和附着退化生长。内生软骨骨化的诱导是通过基底层的成熟软骨细胞进行的，但只有当软骨细胞在生理阶段退化并进入钙化和骨化区时才会发生。如果这种情况没有发生或延迟发生，在髋臼边缘区域就会出现骨化滞后，导致髋关节发育不良。"Y"形软骨的生长导致髋臼的扩张。髋臼的深度由股骨头决定。如果没有居中的股骨头，结果将是髋臼变形，可以在未经治疗的髋关节脱位中观察到[7]。

　　DDH中的髋臼异常是两种主要机制的结果：①原发性髋臼改变；②股骨头压力异常引起的继发性变化[8]。

　　DDH的病因包括内因和外因。内因：遗传因素可能解释了DDH在女孩、家庭和某些地理区域更高的发生率。外部或机械因素：机械因素起着最重要的作用。这解释了为什么DDH在臀位胎儿中非常常见。根据Wilkinson的说法，其原因是下肢外旋的有害影响[9]。其他研究表明，施加于腘绳肌的张力是另一个因素[10]。

　　因为髋关节的生理发育发生得很早，在胎儿期开始时就完全形成了，看来似乎早产本身并不是髋关节发育不良的一个危险因素。临床研究证实了这一点[11]。

2.2.2 股骨的发育

股骨近端有3个主要生长区：骺板（骨骺生长区）、大转子的骨突生长区和股骨颈峡部的生长区。这些区域之间的平衡生长对于近端股骨的生理形成是绝对必要的。影响其平衡生长一大因素为作用在大转子上的肌肉力量[12]。股骨生长区在发育中受到的任何干扰都可能导致近端股骨形状的改变[13]。股骨的骨化在妊娠第15周到达近端干骺端区域。该阶段之前和期间的疾病被认为会导致股骨近端局灶型发育不良[14]。

生长板直到第20周才可见。众所周知，股骨头的骨化中心仅在出生后的时期形成。因此，在出生时，虽然股骨头的位置可以通过超声检查来确定，但不能通过放射学来确定[6]。股骨近端的骨化通过股骨头骨化核和大转子骨化核实现。股骨头骨化核出现在出生后的第2个月至第8个月，超过10个月仍不出现则为异常。

2.3 髋关节的解剖和出生后的发育

髋关节在出生后继续发育，直到成年。了解发育过程是正确评估关节、量化任何异常、确定预后和治疗计划的关键。

2.3.1 新生儿髋臼及其发育

出生时，髋臼由透明软骨组成，透明软骨在外围附着于纤维软骨唇。髋臼的透明软骨与"Y"形软骨是连续的，"Y"形软骨连接骨盆的三块骨头（髂骨、坐骨和耻骨）。大多数髋臼发育发生在大约8岁时（图2-2a）。

髋臼窝的最终轮廓由3个髋臼骨骺中心进一步形成，这3个中心在8岁左右出现，在18岁左右融合。

（1）前骨骺中心（髋臼骨）形成髋臼的前缘，并成为耻骨的一部分。

（2）上骨骺中心（髋臼骨骺）形成髋臼的上缘和髂前下棘，并成为髂骨的一部分。

（3）后骨骺中心（边缘骨）形成臼后缘。

在女孩中，"Y"形软骨在13~14岁时骨化；在男孩中，"Y"形软骨在15~18岁时骨化。

2.3.2 新生儿股骨头及其发育

出生时，股骨的初级骨化中心已经达到了小转子远端的水平。包括股骨头、股骨颈、大转子和小转子在内的整个近端股骨仍然由软骨构成，因其尚未骨化，普通X线不能识别。

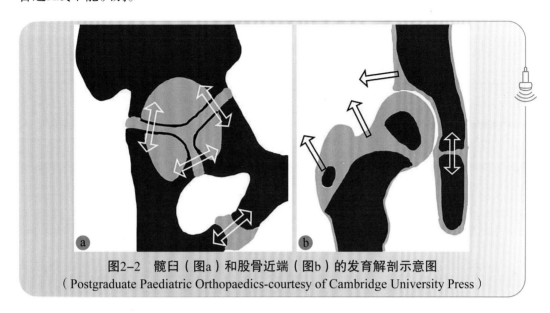

图2-2　髋臼（图a）和股骨近端（图b）的发育解剖示意图
（Postgraduate Paediatric Orthopaedics-courtesy of Cambridge University Press）

股骨近端通过3个独立的次级骨化中心开始骨化（图2-2b）。在4～7月龄的时候，股骨头中心会出现一个骨化中心。在14～17岁，这个中心继续生长，直到骺板闭合。大转子在生命的第4年开始骨化，大约在青春期后1年与骨干融合。小转子是最后的骨化中心（13～14岁），在青春期与骨干融合。随着年龄逐渐增长，股骨除了进行性骨化外，颈干角和颈前倾角也会发生变化（表2-1）[7]。

表 2-1　股骨近端的发育——骨化和形状变化

股骨近端的发育——骨化和形状变化							
年龄【岁】	出生	1	3	5	9	15	成人
CCD角		140～150	135～145	130～135		127～130	Ca.125
前倾角		30～50	20～40		20～35	15～20	12～15

生长中的股骨头和髋臼顶的软骨部分都有供应氧气和营养的血管窦。在复位过程中对这些软骨结构的过度压力会导致缺血性坏死（图2-3）。

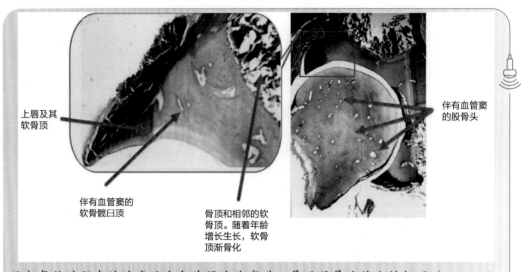

上唇及其软骨顶

伴有血管窦的股骨头

伴有血管窦的软骨髋臼顶

骨顶和相邻的软骨顶。随着年龄增长生长，软骨顶渐骨化

髋部复位过程中的过度压力会关闭这些窦道，导致股骨头缺血性坏死（avascular necrosis，AVN）和持续性髋臼发育不良

图2-3 新生儿髋关节的血管窦，存在于股骨头和软骨髋臼顶内
（Courtesy R. Graf, Stolzalpe, Austria）

2.4 早期DDH

DDH有明显的病理变化，最初是可逆的。出生时或出生后不久，受影响的髋关节自发地滑入和滑出髋臼，导致髋臼的后上缘变平。在这个阶段，边缘由透明软骨和附着的纤维软骨唇组成。髋臼边缘的透明软骨可能会变形并外翻或内翻，这取决于变形力的方向。Ortolani称这个畸形的复合体为"新髋臼缘（the neolimbus）"。这些髋关节中的一些会自然缩小并变得正常，最后病变完全消失。而其他髋关节仍会脱臼，导致继发病变。

在脱臼的髋关节中，一团被称为"枕部（pulvinar）"的纤维脂肪组织占据了浅髋臼中的空间。圆韧带被拉伸、变得肥大，压迫髋臼缘和股骨头的下部。髋臼横韧带变得肥大和紧绷，使髋臼呈马蹄形。髋臼和脱臼的股骨头异常生长导致关节囊呈沙漏形状，具有狭窄的峡部，其直径小于股骨头。髂腰肌穿过峡部被拉紧，峡部的包膜通过一个"中国指套游戏"的机制，进一步导致狭窄。由于股骨头抵靠着髂骨或外展肌，因此股骨前倾角增大，股骨头变平。

📢 2.5　结论

在子宫内和出生后，股骨近端的生理发育取决于股骨头是否在髋臼中的位置居中。

同样，髋臼的生理发育需要股骨头的存在。这种平衡关系的丧失，如髋关节脱位的情况，阻碍了近端股骨和髋臼的发育（图2-4）。在临床上，意味着越早开始治疗，生理发展的潜力就越大。进一步意味着股骨头的中心复位是任何成功髋臼干预的关键。

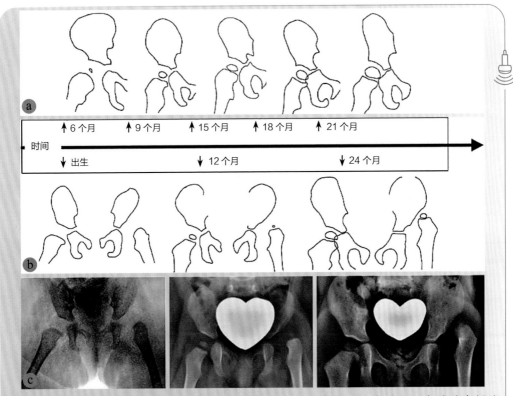

图2-4　不同生理发育期间的右侧髋关节（图a），以及出生、12个月和24个月时左侧髋关节脱位解剖示意图（图b）和中立位X线片（图c）。右侧股骨头和髋臼的生理发育清晰可见，而脱位的左侧则基本没有。这意味着骨化中心的形成延迟，并且髋臼的形成也在很大程度上不存在——"形态取决于功能"

（张华斌）

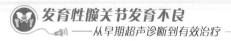

参考文献

请扫二维码
查阅

第3章

DDH：定义、流行病学、发病机制和危险因素

Tanja Kraus, Maurizio De Pellegrin, Beat Dubs

3.1 定义

DDH是新生儿中最常见的肌骨疾病。它包含了一系列广泛的髋关节异常，这些异常要么在出生时就存在，要么在发育过程中出现（因此用术语"发育性"）。该异常的范围从轻度髋臼发育不良到髋关节完全脱位[1]。DDH患儿的髋臼和股骨近端都会受累。因此髋臼和股骨近端的构造都是我们感兴趣的。

临床分型与影像学分型有显著差异，并不能完全反映DDH的程度。临床定义包括髋关节不稳定、半脱位和脱位，而影像学定义还包括髋臼发育不良、股骨外翻和临床上未被发现的髋关节前倾[2,3]。然而，如果轻度发育不良得不到治疗，可能会导致早期骨性关节炎[4]。因此，影像学分类可能会更有意义。

这一定义也与年龄相关，因为一些轻度DDH病例可能在出生后的头几个月即使不进行治疗也会消失。病变以左侧和单侧为主[5]。在过去（或到今天也仍然如此），长期使用术语"CDH"。这个术语已经过时了，不能反映髋关节发育不良是髋关节发育障碍的事实，如今随着诊断技术的发展，这一事实可以得到很好的理解。

3.2 流行病学

DDH是新生儿中最常见的运动器官异常，发生率为1% ~ 4%[6]。种族和地理区域之间的差异很大[5]。

在欧洲，DDH发生率最高的地区是东部大陆。在西波西米亚（118‰）和克罗地亚的西贝尼克（82‰），这个数字非常高。在斯洛伐克和捷克共和国的部分地区也发现了较高的数字（约为40‰）。这个数字在DDH高发的地中海岛屿和西班牙是29‰[5]。据报道，英国的发生率为3‰ ~ 4‰[5]。

澳大利亚和新西兰报道的发生率是7‰ ~ 8‰[5]。在澳大利亚，北部和西部的发生率要低于南部和东部。

在南美洲，发生率为5‰。在智利的延基韦，全脱位的发生率是4.6‰ ~ 2.3‰，发育不良/半脱位的发生率是2.2‰[5]。由于基因和襁褓包裹法两种因素的叠加，美国本土的DDH有着很高的发生率。在亚利桑那州，阿帕奇族印第安人的发病率为31‰，由于发育不良和半脱位被排除在研究之外，所以实际数字可能会更高。这个特殊的美洲土著群体代表着一个非常紧密的基因库，因为他们在大约600年前从加拿大西部3个不同的群体迁移过来后，一直保持着他们内婚制婚姻（群体成员只在自己的群体内婚配）。在纳瓦霍，来自迪法恩斯、亚利桑那州和新墨西哥州、盖洛普的儿童，DDH发生率为67.5‰[5]。

DDH在非洲非常罕见。在一项对16 678名班图儿童的研究中，尽管5.4%的儿童出现髋关节发育不良，但在3月龄时没有髋关节发育不良的迹象[5]。非洲婴儿对DDH这种"免疫"可能是由于髋臼较深[7]、遗传因素[8]及非洲文化中没有襁褓包裹法。据推测，以绑缚的姿势抱着婴儿，使髂骨打开，是非洲人罹患DDH风险较低的原因[5]。

接着看一下亚洲的情况，马来西亚和中国的发生率普遍较低。在印度—地中海种族中，这一比例也普遍较低（0.4‰~4.0‰）。阿拉伯地区的发生率范围较大，从5‰到36‰不等[5]。

重要的是，必须谨慎解释上述提到的流行病学数据，因为这些数据的记录是基于DDH不同的检测方法：临床评估、放射学评估或超声评估。这些检测方法本身取决于年龄和操作者，特别是通过临床手段进行检测最不可靠，因其最依赖于操作者。

3.3　发病机制

DDH的具体病因尚不清楚。遗传、生物力学和生理性宫内因素被认为参与了DDH的发病。髋关节畸形要么在出生时就存在，要么在婴儿发育过程中出现，因此使用"DDH"优于"CDH"。

构成DDH一系列形态和临床疾病的病理生理学、自然史尚不清楚[9]。DDH是超过9%的人群行原发性髋关节置换术的根本原因，同样是这部分人群中超过29%的60岁及以下人群髋关节不适的潜在病因[10]。骨骼疾病由髋臼、股骨头、股骨颈和骨盆的异常构成。

在胚胎期，髋臼较深，呈典型的"球窝"状。髋臼在出生时变浅，在大多数情况下，随着年龄的增长变深，最终完全覆盖股骨头。通过这种方式，获得了最佳的髋臼容纳[11]。

婴儿期髋臼进行性畸形导致股骨头覆盖不完全。即使是在骨覆盖有缺陷的情况下，该疾病的预后在很大程度上取决于髋臼顶软骨部分对股骨头的充分覆盖[12]。

长期的脱位会导致股骨头生长缓慢，从而产生永久性的解剖缺陷。DDH治疗导致股骨头缺血性坏死的报道并不多见[13,14]。股骨颈变粗、变短，导致股骨前倾角和颈干角发生改变，进一步破坏解剖结构的空间关系。这导致了不平衡的力量传递和髋臼与股骨头之间不正常的相互作用[15]。最终，髋关节发育延迟。

当出现单侧脱位时，骨盆倾斜，脊柱形成代偿性弯曲。当DDH影响两侧时，由于骨盆垂直、腰椎前凸加重和髋臼覆盖减少，患者可能表现为摇摇晃晃的步态。

周围软组织的改变包括关节囊、关节韧带和周围脂肪组织的改变。当髋关节脱位时，关节囊被拉伸以适应脱位的髋关节，结果使关节囊变松。髂腰肌在囊前运动，可能阻碍股骨头复位。髋臼顶透明软骨的移位对脱位的复位形成额外的障碍，圆韧带也产生同样的影响，在大多数情况下，圆韧带变长和过度肥厚。因此，髋臼充满了"软组织"，最终脱位的髋关节不能通过闭合复位（图3-1）[11]。

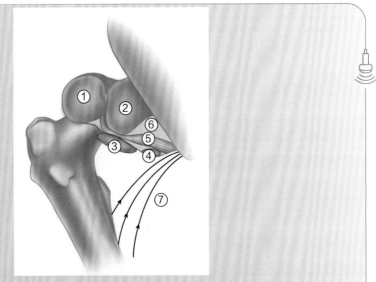

显示了特定解剖结构的关系（如文中详述，这可能成为髋关节复位的障碍）。①股骨头；②软骨；③髂腰肌；④白横韧带；⑤股骨头圆韧带；⑥脂肪；⑦内收肌

图3-1　髋关节脱位

（Reproduced with permission from Essentials of Infant Hip Sonography according to Graf, Edition Stolzalpe Sonocenter, 2017/http://graf-hipsonography.com/hipsonography.html）

3.4 危险因素

家庭史、臀先露、女婴和初产均被证明是增加DDH风险的因素[16,17]。其他危险因素包括种族背景、同时存在下肢或其他骨骼畸形，以及出生前（羊水过少、巨大或多胎妊娠）或出生后（以一种伸展和内收的姿势包裹臀部）的限制[18]。

然而，最重要的是要了解大多数DDH的患者没有任何可识别的危险因素。

臀先露是最重要的单一危险因素，据报道，2%～27%的DDH男孩和女孩表现为臀先露[17,19,20]，单臀先露的女孩（骶骨外露、髋部屈曲、膝盖伸直）似乎DDH风险最高[21,22]。目前的证据表明，是临近妊娠末期的臀位导致了DDH，而不是臀部分娩。

遗传也可能导致DDH的风险增加。如果同卵双胞胎中的一个患有DDH，另一个患DDH的风险约为40%，异卵双胞胎患DDH的风险约为3%[23,24]。最近的研究证实，DDH的家庭风险较高，一级亲属发生DDH的风险是对照组的2倍[17,22,25,26]。

巨大儿也被认为是一个可能的危险因素，因为胎儿在子宫的活动能力下降[23]。

一个鲜为人知但很重要的危险因素是襁褓包裹法。近年来，襁褓在提高睡眠质量、延长睡眠时间和减少体温过低等方面有着显著的优势，因此越来越受欢迎。一些少数民族群体，如纳瓦霍印第安人、一些远东地区和日本人，使用传统的襁褓包裹法，已观察到其DDH发生率的增高。大规模的研究证实了伸腿对婴幼儿髋关节发育的不利影响。瑞士—蒙古儿科项目（SMOPP）深刻地证明了这一点[27]。

双胎妊娠历来被认为是一种危险因素。这一理论尚未得到证实。一种可能的解释是，多胎妊娠的羊膜囊形状不像子宫那样是圆形或椭圆形的，而是以一种允许胚胎更自由地运动的方式形成的[2]。

（谢　霞）

参考文献

请扫二维码
查阅

第4章

临床检查

Richard Placzek, Sonja Placzek, Joseph O' Beirne

4.1 简介：超声时代还需要临床检查吗？

随着超声筛查DDH的日益成熟，临床检查的作用可能会受到质疑。然而，由于一些原因，临床检查仍然是必不可少的。

（1）用于检测潜在的异常，如局灶性畸形，包括股骨近端局灶性发育不良；或全身性疾病，如关节挛缩或脑瘫。

（2）用于确认超声检查结果，如髋关节脱位或罕见的髋内翻（详见4.2.3一节）。

（3）德国于1996年建立了超声普查，采用Graf方法。但值得注意的是，两所大学医院德国柏林Charité Universitätsmedizin和Universitätsklinikum Bonn[1,2]，有追溯到2004年的记录，显示约1/3的婴儿髋关节脱位（Graf Ⅲ型和Ⅳ型）不能通过超声正确地筛查出来。这些未筛查出来的大部分分类为"Ⅱ型"；有些只是被描述为"奇怪的发现"。这尤其体现在德国对婴儿髋关节临床检查不太熟悉的儿科同人身上。

这一点表明，即使在一个出生后6～8周进行常规超声检查的国家，单独行超声检查也不一定能确定所有Graf Ⅲ型和Ⅳ型。这种"单一步骤"的检查和年龄的增长使治疗变得越来越困难，因此，结合两种可行的方法——临床检查和超声检查以实现对患者的正确诊断变得尤其重要。

4.1.1 历史背景

尽管从希波克拉底时代就有关于"CDH"的文献记载，但直到20世纪早期，人们才认识到这个问题可以在行走的年龄前就被发现，而且应该尽早地加以解决[3]。Galeazzi（1866—1952年）在意大利米兰大学骨科诊所担任了35年的主任，最早描述了单侧下肢缩短的典型体征。他描述的体征是基于对12 000例当时被认为是"CDH"病例的研究[4]。这一体征的引出是在膝关节最大屈曲，使足跟触碰到臀部。如果膝盖高度不同则为阳性发现。

在对这一历史背景的详尽描述中，Palmen引用了1920年Peltesohn的主张，即所有新生儿髋关节都应例行检查[5]。1937年，意大利费拉拉的Ortolani描述了后来被称为Ortolani征的现象。事实上，早在19世纪中后期，前期的研究者就观察到了同样的现象[6]。然而，Ortolani对这一课题做了详细的研究，他被认为清楚地识别了这一征象。他的研究最初以意大利语出版[7]。他随后提供了编辑后的版本，并于1976年将其翻译成英文[8]。在这篇译文中，他将髋关节脱位的典型体征描述为"咔嗒"声——尽管在正文中他交替使用了"咔嗒"和"哐啷"两词。复位的真正"咔嗒"声和无关紧要的"哐啷"声之间的区别一直是令人困惑的，特别是对于经验较少的检查者[9,10]。在他的文章中，Ortolani还主张所有婴儿都应该在出生时进行临床检查，并在1个月和3月龄时再次进行检查[8]。

在引入Ortolani的检测方法后几十年里，人们希望临床筛查能够消除晚期诊断的问题。例如，瑞典马尔默的Andren和Von Rosen声称，他们利用Ortolani的检测方法，没有发现任何晚期"CDH"的病例[11]。

来自英国索尔福德的Barlow对Ortolani的检测方法进行了两种修改[12]。

第一部分，他提出髋部要有一定的屈曲，膝关节要充分弯曲，然后，一只手的中指放在大转子上，拇指放在大腿内侧。大腿逐渐外展，由放在大腿后面的中指向前施压，另一只手稳定另一侧股骨和骨盆。如果存在脱位，这种向前的压力就会引发复位感。

第二部分（后来被称为Barlow征）包括向后和向外施加压力，拇指放在大腿内侧。这可能使人感受到股骨头滑出，滑过髋臼后唇，一旦压力解除，股骨头又滑回髋臼。髋关节不稳定不是真的脱位，而是可脱位[12]。

他还提到以前曾描述过的外展受限的典型体征[13]。他指出，外展的受限是由于持续性脱位时内收肌的二次适应性缩短。因此，这种体征在出生后的第1周不会出现，如果在后期呈阳性，则是"被忽视的脱位"的证据[12]。

随后的研究强调了单侧外展受限的重要性[14,15]。双侧外展受限已被认为更加难以解释[14]，Tönnis等提供了一些指导，他们建议将40°～50°的外展解释为异常[16]。Palmen引入了对Galeazzi征的修改（基于Barlow征的原理）[5]，即患者髋部屈曲90°，并轻度外展，检查者的双手示指对双膝关节施加轻微的纵向压力，同时内收和向内旋髋关节。如果出现膝关节不对称的下降提示半脱位，并通常伴有股骨头移位到髋臼后缘的感觉。

Tönnis在1984年描述了一种称为Ludloff征的进一步临床试验[17]。是基于这样一个事实，即通常情况下如果髋关节屈曲至110°～120°，由于腘绳肌的张力，膝关节不可能完全伸展。但是，如果髋关节脱位就不会出现这种腘绳肌的限制，因此可以在髋关节处于屈曲位置时完全伸展膝关节。

尽管早期乐观地认为临床检查会消除较晚出现的髋关节脱位，但人们认识到，单独的临床检查有其局限性[18-20]。Rosenberg等在1998年报道了一项大型研究，临床上只发现了47%的不稳定髋关节，其余的只能通过超声检查来识别[21]。人们还认识到，虽然Ortolani征和Barlow征可能会在4～6周内消失，但单侧外展受限可能要到3月龄时才会出现[10,22]。当临床检查无法发现问题时，可能会在这两个年龄之间留下"风险窗口"。在将临床检查用作DDH人群筛查工具的情况下，重视检查者的技能和培训很重要[23,24]。然而，尽管多年来做了许多努力，早期发现基于临床检查的DDH仍然存在问题[25,26]。

从历史上看，另外两个问题在临床检查方面引起了混乱。①皮肤褶皱不对称。虽然当单侧下肢缩短时（如由髋关节脱位引起的）皮肤褶皱明显不对称，但人们已经认识到：不对称的皮肤褶皱本身，在没有任何其他临床发育不良特征的情况下，并不重要。多年来，这一点一直受到人们的重视[5,12]，而且最近的研究也证实了这一点[27,28]。②"咔嗒"声的存在。部分是基于"咔嗒"和"哐啷"两者之间的语言区别[8,10]。如果将典型的、真正的Ortolani征局限在"哐啷"声，我们会将"咔嗒"声视为正常，这种声音并不表示髋关节半脱位或复位。大多数研究表明，这些"咔嗒"声并不重要[9]。要正确地做出这种区分，专业知识是必要的，因此一些作者建议，在执行新生儿检查的临床医师群体不同的情况下，他们将带有"咔嗒"声的婴儿转给专家行进一步的评估会更安全[29]。然而，考虑到检查者适当的专业知识，在没有实际半脱位的情况下，髋关节"咔嗒"声的存在和减少并不显著[9]。

4.1.2 临床检查原则

许多临床试验已进展多年，有些有着不同的专有名词[6]。上文讨论了它们的由来，本节讲述基本原则。

临床表现可根据图4-1所示的3种不同情况进行分类。

值得注意的是，基于脱位相关的腿长差异、活动受限（如Galeazzi征/外展受限）或Ludloff征的测试最适合单侧疾病，因为这允许与另一侧健康的髋关节进行比较。体检结果可能因检查时的肌张力（紧张或放松）和年龄组（前几周或几个月）而有所不同[30,31]。

考虑到髋关节发育不良的生理性成熟，在出生后最初4个月生长潜力最大[32]。因此，检查的时机很重要。DDH早期诊断和治疗对髋关节的正常成熟至关重要。关节脱位数周后会导致股骨头和髋臼的不匹配[33]。

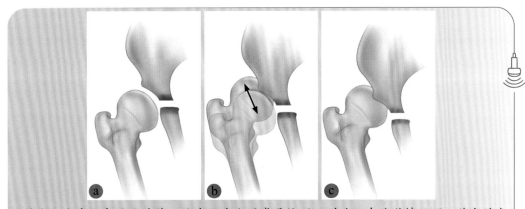

a.稳定但发育不良的髋关节。这在临床上通常是检测不到的；在这种情况下，稳定的发育不良只能通过超声检查发现。然而，有时髋关节稳定但发育不良的年龄较大的儿童可能存在髋关节外展受限。b.不稳定髋关节——脱位并可复位的，或复位的但可脱位。可以通过基于不稳定证据的测试（如Ortolani、Roser、Calot、Barlow、Le Damany等）或基于脱位相关的腿长差异或运动限制的测试进行评估。c.完全脱位且不可复位的髋关节。可以通过基于脱位相关的腿长差异或运动限制的测试进行评估

图4-1 临床表现取决于三个不同的实体
（Figure drawn by R Placzek, Chapter author）

4.2 如何进行检查

基本原则如下。

为了进行有效的临床检查，应将婴儿平放在一个安静和温暖的环境中（加热灯），将完全赤裸的婴儿放在牢固的表面上（可调桌/检查台），而不是放在婴儿床或保温箱中。

如果可能的话，儿童应该是在餐后满足的状态下，即母乳喂养后不久来检查。母亲应该在场并且站在儿童头的方向。特别是对于Galeazzi征和外展受限，重要的是检查者的眼睛要与儿童平齐，即检查者必须保持蹲姿或坐在低凳子上进行检查[34]。

目测检查：四肢在活动、周长和长度方面任何形式的不对称。特别是与子宫收缩相关的其他病症，如足部畸形[35]或斜颈[36]，提示髋关节发育障碍的可能。早产儿不是DDH的危险因素[37]。

经典描述的腹股沟、臀肌或大腿近端褶皱不对称通常只在髋关节周围肌肉缩短时发现，并随儿童的活动而变化。除了因脱位而缩短的情况外，不对称褶皱本身也被认为意义不大或没有意义[27,28,38]。

4.2.1 脱位但可复位的髋关节，或复位的但可脱位的髋关节

这组患者的临床试验包括Ortolani征（Roser、Calot、Le Damany等）和Barlow征（图4-2）。

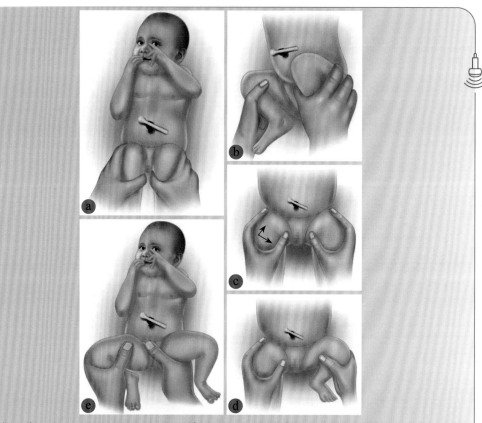

a.检查儿童以发现Ortolani征"哐啷"声的方法：用手掌抓住双下肢，拇指放在大腿内侧，示指和中指放在大转子上[8]。b.右大腿外展，由于股骨头撞击髋臼边缘，感觉有小阻力。此时示指或中指推大转子，然后股骨头复位至髋臼，产生"咔嗒"声[8]。c.大腿内收，随着拇指放在侧位的压力，股骨头脱位，再次检测到"咔嗒"声[8]。d.Barlow征。检查者的双手示指对双膝关节施加轻微的纵向压力，同时内收和向内旋髋关节。如果出现膝关节不对称的下降提示半脱位，并通常伴有股骨头移位到髋臼后缘的感觉[12]。测试的第二部分包括用拇指在大腿内侧前后施加压力。如果股骨头从髋臼后唇滑出，立即释放压力，说明髋关节是不稳定的，但并不是脱位，而是可脱位[11]。第二个发现就是现在所谓的Barlow征。e.在有疑问的情况下，可以进一步测试每个关节的稳定性，将骨盆牢牢地夹在耻骨上拇指和骶骨下的手指之间。这个测试可以在6月龄的婴儿身上使用[12]（如前所述，现在不应该只有在患儿6月龄时才能通过临床检查来诊断出髋关节不稳定）

图4-2　髋关节脱位和可复位或复位和可脱位
（Figure drawn by R Placzek, Chapter author）

4.2.2　完全脱位的髋关节且无法复位

相关体征是Galeazzi征、外展受限和Ludloff征（图4-3）。

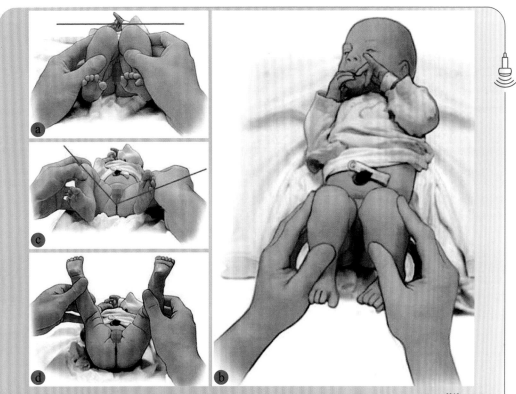

a.Galeazzi征。脱位一侧的股骨并不短，而是股骨头的位置更靠后，脱离髋臼[31]。双手握住膝关节使其尽量屈曲，检查膝关节与髋关节呈90°弯曲的高度。检查者的手指对两个膝关节施加相等的轴向压力是有帮助的。膝关节高度的差异表明存在单侧脱位。
b.Galeazzi征。从站在儿童旁边的检查者的角度来看，几乎看不到膝盖高度的差异。如果检查者的眼睛与儿童在同一水平线，那么在左右比较中很容易看出高度的差异。c.外展受限。由于婴儿生理性髋关节屈曲挛缩，测试外展范围为90°屈曲、外展方向、对称外旋。生理正常值有相当大的变化范围[39,40]。单侧外展受限，尤其是Galeazzi征和Ludloff征，提示髋关节脱位。d.Ludloff征。这也是一种简单的检查方法，是髋关节脱位的特征性表现[17]。如果髋关节屈曲超过110°，由于坐骨肌张力，健康婴儿的膝关节不可能伸展。髋关节脱位时，膝关节可以在这个位置伸展，因为脱位的股骨头没有软组织的支撑。该测试的一个限制是，在臀位与拉伸腿的情况下，因为坐骨肌的过度拉伸，测试可以呈现阳性。图中显示了右膝关节在弯曲约120°时相对增加的伸展

图4-3　用于稳定、脱位、不可复位髋关节的试验

（Congenital hip dysplasia in newborns: Clinical and ultrasound examination, arthrography and closed reduction. Oper Orthop Traumatol. 25: 417-29）

4.2.3 双股骨头假象和髋关节内翻

罕见病例中，尽管临床上没有脱位或不稳定的迹象，但标准Graf平面的声像图表现可能引起混淆。图4-4显示了不同情况下的形成机制。

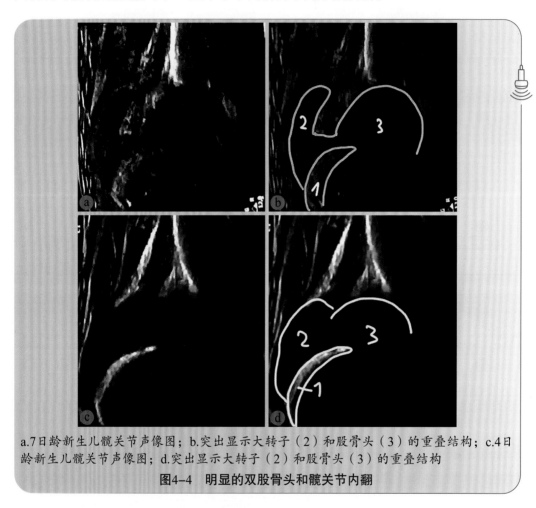

a.7日龄新生儿髋关节声像图；b.突出显示大转子（2）和股骨头（3）的重叠结构；c.4日龄新生儿髋关节声像图；d.突出显示大转子（2）和股骨头（3）的重叠结构

图4-4　明显的双股骨头和髋关节内翻

这种双股骨头假象的原因是股骨颈内翻（髋关节内翻），临床上与内旋减少和外旋增加有关。

在此，运动范围的临床检查（内旋/外旋）有助力于解释超声表现。

通常没有髋关节不成熟，在某些情况下，髋关节的这种表现是生理性发育。在这方面，与成骨不全、骨软骨发育不良或软骨发育不全等基础疾病的相关性需要进一步澄清[41,42]。

4.3 临床检查的局限性

虽然上一节描述的各种临床试验是有用的，而且对从业人员来说熟悉它们最重要，但我们必须记住，其对婴儿髋关节的临床检查有局限性。

临床测试的执行需要培训和经验。特别是如果存在Ortolani征或Barlow征，熟练的检查者更有可能发现它们[24,25]。此外，缺乏经验的检查者可能会对"咔嗒"声感到担心[10]，从而过度诊断[31]。

还有一种考虑是，身体指标会随着年龄的增长而变化。不稳定性的测试在6周龄最有可能呈阳性；然而，后期提示的脱位征象，如外展受限或Galeazzi征，可能在3月龄时才显现出来[11,23]。这意味着在6周～3个月存在一个"风险窗口"，此时可能很少或没有临床检测异常的证据。在规划临床筛查时要牢记这一点。

随着超声应用的发展，人们已经认识到，在新生儿中，稳定的髋关节发育不良在临床上是检测不出来的。事实上，更严重的髋关节发育不良，甚至包括髋关节脱位，可能不一定总能被检测出来，即使是在专家手中[26,43]。

由于所有这些原因，明智的做法是意识到临床检查的局限性。尽管如此，它仍然是及时发现DDH的重要因素，临床医师应有对相关原则的良好理解。

4.4 视频内容

临床检查的原则在视频中演示（https://www.youtube.com/ watch?v=U4FsZaf2618）（德语）。

（谢　霞）

参考文献

请扫二维码
查阅

第5章

DDH影像诊断方法概述

Üstün Aydıngöz, Adalet Elçin Yıldız

5.1 简介

影像学在DDH的诊断、风险评估和处理中发挥着关键作用，如果在很小的年龄没有得到诊断和治疗，会导致明显的残疾，生活质量下降，并且需要在儿童期和成年早期采取广泛的手术措施来恢复髋关节功能或减轻其退行性改变。可用于DDH的影像检查包括超声、X线、关节造影、CT和MRI。在DDH的评估中，从筛查和治疗计划制订到治疗评估和并发症识别，每一种影像都有其特殊的作用和技术。成像方式的选择及其技术方面的确定主要取决于患者的年龄和可否显示髋关节或其周围的软组织、关节囊、关节唇、软骨和骨性结构。除了在新生儿和早期婴儿时期已经确立的超声检查应用之外，在要求采用最佳的成像方式和技术时，为放射科医师提供正确、相关和充分的临床信息是非常重要的。有时，放射科医师可能会根据患者的特征或医师的顾虑而改变或微调检查方式或技术。本章概述了用于评估DDH的影像诊断方法和相关的技术考虑。

5.2 超声检查

超声检查通过超声探头发射和接收声波，可以很好地描绘软组织，因此非常适合用于早期DDH的评估——在股骨头骨化阻止超声波传播之前（通常4~5月龄，正常范围为2~8月龄，图5-1）[1]。经验丰富的检查者对于此类评估中充分利用超声检查是至关重要的。在几种可用来评估DDH的技术中，Graf方法[2]将髋臼发育不良的病理和严重程度与患者的年龄相关联（从而提供了一种针对患者的特异度诊断和治疗算法），该技术已经得到很好的确立并被推荐在最近的共识声明中[3]。

Graf方法的最佳使用需要配合适合婴儿的支架和探头引导系统，有助于探头倾斜导致的过度诊断错误。DDH的超声检查方法、特征和髋关节表现的分类将在本书的其他章节进行详细讨论（第8~10章）。

5.3 影像学表现

对于超过6月龄的漏诊或迟发DDH，髋部前后位（anteroposterior projection，AP）

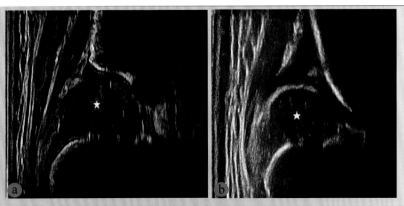

a.根据Graf方法超声扫查正常髋关节，股骨头与髋臼对位良好，髋臼发育良好（星号）；b.另一位婴儿，左侧髋臼发育不良，左侧股骨头于髋臼内偏心。上述两名婴儿均小于3月龄

图5-1　超声检查广泛用于筛查新生儿DDH

X线检查是主要的初步诊断方法（图5-2a）[4]。行前后位X线检查时，患者可以取仰卧位，在仰卧位无法配合时，也可以取直立位，这两种体位均可以显示长期DDH造成的肢体长度差异。拍片时需要注意射线位置居中，患者骨盆无过度倾斜。连续X线跟踪随访可用于跟踪疾病进展并评估治疗效果（图5-2a，图5-2b）。Rosen教授指出，首先让患者下肢外展45°，再将大腿向内侧旋转，可以使常规检查中不易显示的髋关节脱位更明显[1]。蛙式侧位片可用于确定髋关节半脱位是否减轻复位。

　　X线检查的主要目的是评估髋臼覆盖范围和确定股骨头中心点位置。为进行准确的评估，可能需要利用直线和角度进行多次反复的观察和测量（图5-2a）[5]。通过两侧髋臼"Y"形软骨做的连线，称为Hilgenreiner线。与Hilgenreiner线垂直的是Perkins线，Perkins线与髋臼顶的外侧边缘垂直相交。正常情况下，当股骨头骨化中心不可见时[6]，股骨头或近端干骺端的中点应位于由这两条线形成的内下象限。髋关节发育不良的股骨头通常发育不良。正常Shenton线是沿着耻骨上支下缘和股骨颈内侧下缘绘制的平滑圆弧。髋臼指数的定义：从"Y"形软骨顶点向髋臼外上缘最突出点做切线，该线与Hilgenereiner线的夹角即为髋臼指数。正常新生儿髋臼指数<30°，1岁及以后髋臼指数<22°[5]。外侧中心边缘角（lateral center-edge angle，LCEA）是股骨头骨化中心的垂线和股骨头骨化中心至髋臼顶外侧边缘（不包括骨赘）的连线。正常的外侧中心边缘角应>25°；<20°提示髋关节发育不良（20°~25°为临界性发育不良）。尽管目前仍然没有可供临床使用的基

于年龄的外侧中心边缘角参考值，但有一项与年龄相关的队列研究已对该数值做了相关报道[7]。值得注意的是，外侧中心边缘角的测量标志应该是"结构性"股骨头，而不是股骨头骨骺（在低龄儿童中，后者与前者差别较大，因此外侧中心边缘角在年龄较小婴儿中的相关性存有质疑）。

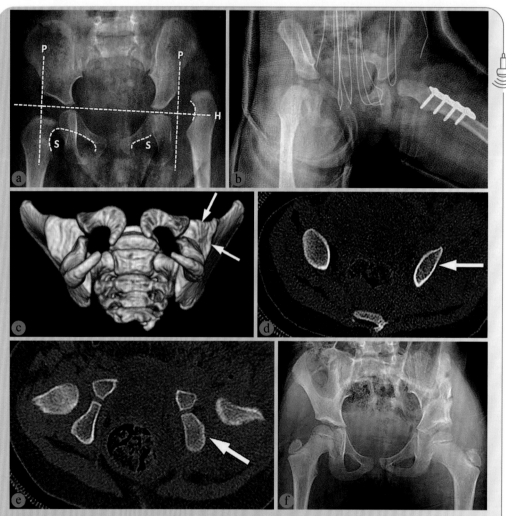

a.H：Hilgenreiner线；P：Perkins线；S：Shenton线。b.4个月后术中X线片，显示左髋关节切开复位后对位良好，左股骨截骨、外侧内固定板置入及石膏外固定（同时进行了内收肌肌腱切断术）。c.术后CT头足位容积再现图像（双侧股骨通过后处理技术去除），显示左髋关节发育不良（箭头指向髋臼顶）。d、e.同一患者术后CT轴位图像，显示与正常的右髋关节相比，左髋关节前、后缘发育较小。4年后去除左股骨内固定板和螺钉。f.股骨截骨术后5年半，进行了髂骨截骨术（使用自体髂骨翼移植的改良Salter截骨术）

图5-2　15月龄女性DDH患儿，左髋关节前后位X线片

X线片中，髋臼的"泪滴"形结构是股骨头成功复位的良好标志[8]。在髋臼的正常发育过程中，"泪滴"形结构逐渐变窄，并呈凹形延伸至髋臼线。髋关节的解剖和功能异常可导致"泪滴"形成异常（图5-3），包括髋臼线缺失、持续增宽和"V形泪滴"形成[9]。"V形泪滴"（而不是正常的"U"形）结构的持续存在及其上部增宽、髋臼底增厚，提示着残留的髋臼发育不良[10]。

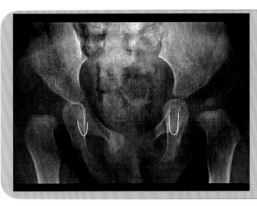

显示双髋关节DDH，右侧为著。左侧髋臼泪滴形结构呈"U"形，相对正常；右侧呈"V"形

图5-3　9月龄女性DDH患儿，前后位髋关节X线片

在年轻成人患者中，髋关节后前位X线片还可显示经过或未经治疗的继发于髋关节发育不良的骨性关节炎的发生和进展（图5-4）（第6章）。

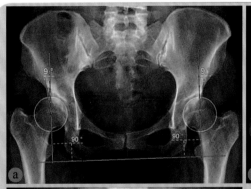
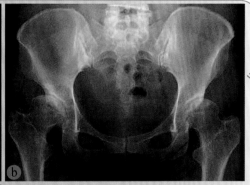
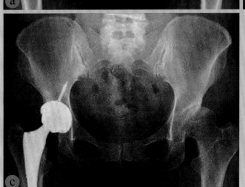

逐渐发展为早发型骨性关节炎的过程，髋关节前后位X线片。a.36岁时，双侧外侧中心边缘角异常；b.5年半后，右侧髋关节间隙明显减小；c.又经过6个月，在进行右侧全髋置换术后，左侧髋关节间隙也开始减小

图5-4　显示一名未经治疗的女性患者

在该年龄组，髋关节后前位X线片外侧中心边缘角也是评价髋关节发育不良的有效指标（图像应涵盖双侧髋关节，以考虑骨盆向右或向左倾斜）。未经治疗的DDH最可怕的并发症之一是假关节的发展，导致明显的畸形和残疾（图5-5）。

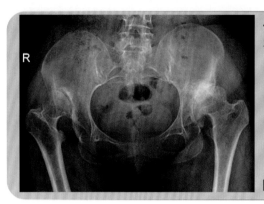

骨盆前后位X线片显示出现DDH后遗症——双髋关节假关节（空虚的髋臼窝上外侧）

图5-5 一名37岁、未经治疗的女性患者

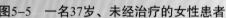

5.4 关节造影

关节造影传统上用于监测麻醉下DDH闭合复位的有效性[11]。对于年龄较大，或Pavlik吊带/外展支具治疗失败的DDH患者，通常选择闭合复位并结合"人字形"石膏进行治疗。DDH闭合复位后，骨科医师会向髋关节内注射对比剂，以避免复位后的脱位。进行关节造影时，对比剂应和生理盐水1∶1稀释，稀释程度不足时，会使解剖结构显示模糊[4]。注射对比剂后形成的内侧聚集，是术中评价髋臼内股骨头位置的常用标准。内侧对比剂聚集<7 mm[8,10]，或≤股骨头宽度的16%（穿过股骨头中心，平行于Hilgenreiner线进行测量）[12]，已被提议作为确定闭合复位充分性的有效标准（图5-6）。股骨头覆盖率是预测DDH闭合复位后残余髋关节发育不良的另一种标准，≤30%是复位失败的推荐标准[13]。

5.5 计算机断层扫描

CT能够在数分钟内提供髋关节骨性结构的精细影像数据，已成为DDH治疗和随访的常用方法。骨科医师认为，三维CT对制订手术计划很有帮助。然而，儿童的电离辐射暴露是公认的与CT相关的危险因素。因此，尽管低剂量技术在过去数十年中已得到了大力推广，但CT仍被限制仅在制订手术计划和解决术后问题中使用（图5-7）[5]。

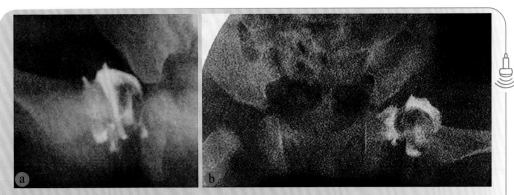

a.7月龄女性DDH患儿，术中髋关节造影显示对比剂分布均匀，表明闭合复位充分；b.6月龄男性DDH患儿，术中髋关节造影显示出现明显的对比剂聚集（2个月的Pavlik吊带治疗未成功），表明闭合复位不充分。随后进行内侧切开复位

图5-6　麻醉下手术复位过程中的关节造影

（Images courtesy of Güney Yılmaz, MD; Department of Orthopedics and Traumatology, Hacettepe University School of Medicine, Ankara, Turkey）

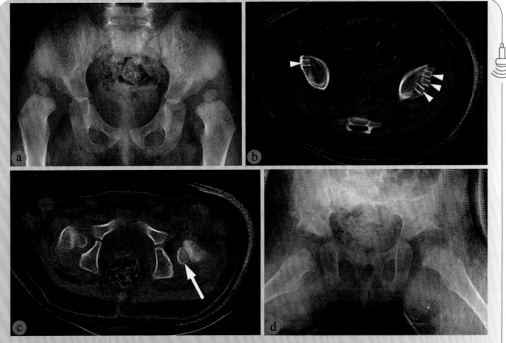

双侧DDH患儿（图a），双髋关节先后进行了骨盆截骨术（相隔4个月，先右后左）。第二次术后佩戴"人字形"石膏外固定的周围CT图像（图b、图c），显示放置于双侧髋臼的骨性移植物（自体髂骨移植物，b箭头所示）及仍位于后侧半脱位位置的左侧股骨头（图c，长箭头），这些表现在术中X线片（图d）上并不明显

图5-7　19月龄女性DDH患儿

当需要进行骨盆截骨术或翻修手术时，CT有助于制订手术计划。对骨科医师来说，二维或三维CT重建图像，有助于确定髋臼病变的位置、范围，合适的手术方法，植骨的合适位置（图5-2c～图5-2e）[4]。金属伪影减少技术有助于减轻CT图像上金属植入物产生的伪影[14]。

5.6 磁共振成像

MRI优秀的软组织对比度、无与伦比的骨髓显示，以及无电离辐射的特点，使之成为评估DDH行之有效的方法。正常情况下，超声能够显示的所有髋关节结构，MRI均可以显示（图5-8）。然而，检查时间相对较长（与CT和X线对比），检查时医师无法任意摆放患者体位，检测费用高昂，患者需要镇静，都限制了MRI在低龄婴幼儿中的使用。与之对比，超声能够在无须镇静的情况下对新生儿进行检查，且无电离辐射。尽管如此，当需要确定DDH患儿行闭合或开放手术后以及"人字形"石膏固定后股骨头位置时，仍推荐使用MRI检查。复位手术的目的是使股骨头在髋臼内实现同心圆复位（可促进股骨头和髋臼的生理性成熟）。在患儿手术结束后仍处于麻醉状态时，可进行快速MRI检查（仅持续数分钟），用以评估手术是否使股骨头充分复位（图5-9）[5,15-17]。术后MRI也可显示复位障碍，如关节囊、圆韧带和纤维脂肪枕、髋臼横韧带或髋臼顶软骨肥大[8]。然而，最近的一项MRI研究发现，髋臼和股骨头大小不匹配（而不是软组织嵌顿），是导致复位失败的常见原因[18]。

由于MRI是显示骨髓的最佳成像方法，因此推荐在DDH闭合复位术后进行常规MRI检查，以确认是否存在股骨头坏死（或缺血性坏死）的可能[19]。为此，推荐行静脉注射对比剂增强MRI检查，在此项检查中，股骨头MRI灌注减少，可预测DDH闭合复位后潜在的股骨头缺血坏死风险[20,21]。

关于在DDH中的应用，MRI也广泛用于诊断未经治疗或延误治疗相关的病变。早发型髋关节骨性关节炎是DDH未治疗或治疗不足的严重并发症（详见第6章）。髋关节发育不良是导致60岁之前早发型髋关节骨性关节炎的主要原因[22]。MRI能够清楚地显示关节软骨退行性变和丢失、软骨下骨囊变、纤维血管侵入骨髓、盂唇退行性变和撕裂及髋关节周围肌肉退行性变。MRI显示盂唇旁囊肿，是盂唇撕裂的有力证据（图5-10）。当MRI平扫显示盂唇旁囊肿，但未显示明确的盂唇撕裂时，应当进行MR关节造影（magnetic resonance arthrography，MRA），以明确撕裂部位（详见下文5.7）。

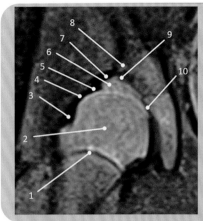

显示右髋关节结构（MRI在镇静状态下进行，用于诊断左髋关节周围的软组织感染）。1：骨—软骨边界；2：未骨化的股骨头；3：滑膜皱襞；4：关节囊；5：盂唇；6：软骨髋臼顶；7：软骨膜；8：骨性髋臼顶；9：骨性边缘；10：骨性髂骨的外侧骨皮质

图5-8 出生19天的新生儿冠状面脂肪饱和T$_2$WI

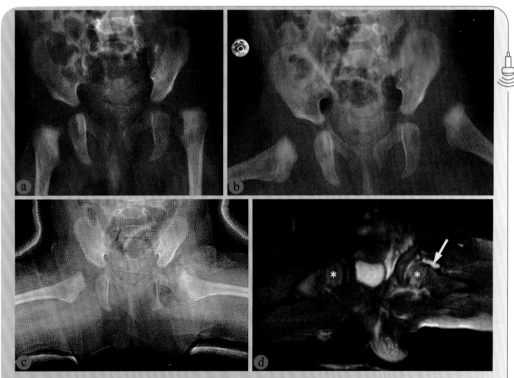

前后位（图a）和蛙式位（图b）X线片，显示左髋关节DDH，该患者随后进行了麻醉下闭合复位和"人字形"石膏外固定（图c）。快速T$_2$WI冠状面（图d，检查时间约4分钟），显示复位成功（星号标记股骨头）。左髋关节积液（图d，长箭头）为闭合复位时关节造影所致

图5-9 5月龄女性DDH患儿

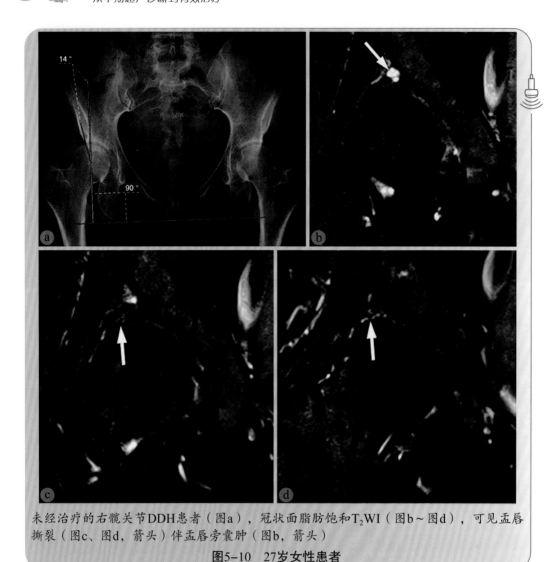

未经治疗的右髋关节DDH患者（图a），冠状面脂肪饱和T$_2$WI（图b～图d），可见盂唇撕裂（图c、图d，箭头）伴盂唇旁囊肿（图b，箭头）

图5-10　27岁女性患者

　　标准的MRI检查，需要使用专用线圈及合适的扫描平面，以便最好地显示髋关节正常结构和病理情况。就磁场强度而言，3 T MRI平扫和1.5 T MR关节造影检查的诊断效果大致相同（详见下文5.7）。根据最近一项对疑似股骨髋臼撞击患者的研究，在诊断髋臼唇撕裂和关节软骨分层方面，3 T MRI相当于1.5 T MR关节造影（详见下文5.7），并且在诊断关节软骨缺损方面可能优于1.5 T MR关节造影[23]。

　　在过去10年中，一种称为"零回波时间（zero echo-time，ZTE）成像"的新型MRI序列，增强了骨与软组织的对比度，使得能够从MRI数据中生成类似CT的图像[24]。零回波时间成像能够可靠地测量外侧中心边缘角，以确定髋臼发育不良的存在（图5-11）。事实上，MRI能够在多个平面图像上对测量点进行校准（从而更准确地显示髋臼外侧边缘），因此使用零回波时间MRI进行测量，能够比X线片的测量更加可靠。

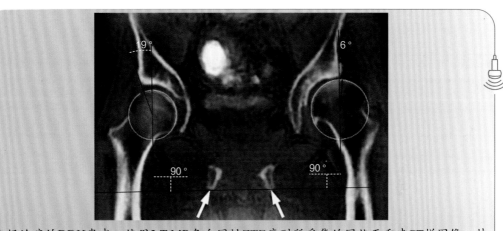

未经治疗的DDH患者，使用3 T MR各向同性ZTE序列所采集的冠状面重建CT样图像。特殊的ZTE序列（本次扫描时间：1分49秒）能够测量外侧中心边缘角（水平基线通过双侧闭孔环，箭头），从而确定骨盆的倾斜程度。该例患者双侧髋关节均发育不良，左侧为著（外侧中心边缘角=6°），并已出现早发型骨性关节炎表现

图5-11　32岁女性患者

🔦 5.7　CT/MR关节造影

行CT/MR关节造影时，需要在影像（X线透视或超声）引导下，向关节腔内注入含有碘和（或）钆对比剂成分的生理盐水。对比剂的注入使关节内空间扩张，并降低关节液的黏度，从而能更好地显示关节内结构，如盂唇、关节软骨、关节囊和滑膜皱襞。尽管有研究表明，静脉注射钆对比剂后，肾功能正常患者的大脑中会存在钆沉积，但最近一项研究并未发现MR关节造影术后颅内钆沉积的MRI证据[25]。

MR关节造影使用的序列较为特殊（与髋关节MRI平扫检查不同），能够更好地显示盂唇和盂唇—软骨分界面。斜冠状面图像在矢状面平行于髂骨翼，斜横切面（水平位）图像平行于股骨颈长轴。除矢状面图像外，都应使用脂肪饱和

T_1WI，以更好地显示在高信号对比剂衬托下的关节内结构。为了对髋关节内及周围结构进行综合评价，除上述脂肪饱和T_1WI序列外，我们还常规进行一个无脂肪饱和的冠状面T_1WI序列和一个有脂肪饱和的冠状面T_2WI序列。

MR关节造影显示盂唇撕裂可能与盂唇肥厚相关，盂唇肥厚是未经治疗DDH的常见并发症（图5-12）。据报道，约90%有症状的髋关节发育不良患者可见髋臼唇撕裂[26]。就磁场强度而言，3 T MRI平扫检查和3 T MR关节造影在诊断髋臼唇撕裂方面几乎相当[27]。对于无法进行MRI检查的患者，CT关节造影是MR关节造影的有效替代方法（第6章，图6-14）[28,29]。

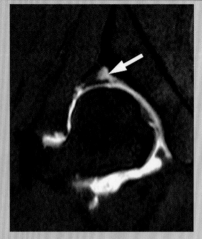

继发性早发型骨性关节炎的未经治疗DDH患者（与图5-4为同一患者），右髋MR关节造影，显示增厚的髋臼唇内见撕裂（箭头）

图5-12　36岁女性患者

5.8　总结

影像学检查对DDH的检查和治疗至关重要。各种影像学检查的优缺点（表5-1）。影像学检查方法的选择取决于患者的年龄、治疗情况和临床医师的需求。影像科医师拥有的核心知识和专业技能，能够帮助患者和临床医师选择最合适的影像学检查方法。影像科医师和临床医师之间的密切沟通与合作对于DDH的最佳治疗至关重要。

表 5-1　DDH 患者影像学检查方法的对比

方法	年龄或适用范围	优势、劣势和特点
超声	4～6月龄之前[a]	股骨头骨化前，软组织和未骨化的标志清晰可见； 无电离辐射； Graf方法要求严格遵守技术规范（如婴儿定位、探头位置调整及校正、骨性标志识别）
X线片	4～6月龄之后	易于显示股骨头骨化后的骨性结构和对位； 不能充分显示软组织结构； 有电离辐射
MR关节造影	用于提高DDH麻醉下闭合复位的手术效率	允许在复位过程中进行调整； 有电离辐射
CT	计划在儿童期或成年后进行手术； 术后评估	有电离辐射； 与MRI对比，软组织无法清晰显示，有减少电离辐射剂量和金属伪影的技术
MRI	评估复位术后股骨头在髋臼内的同心位置； 预测股骨头缺血性坏死的发展（使用静脉注射对比剂）； 在儿童期或成年后寻找DDH的后遗症（早发型骨性关节炎）	检查时间显著长于CT，在进行石膏外固定限制患者运动后，可减少检查时间（4～5分钟）； 无电离辐射； 非镇静情况下，难以应用于低龄儿童； 金属手术器械的伪影限制了使用； 一种通过MRI生成CT样图像的新技术（零回波时间成像），能够避免在治疗计划中过多地使用CT
CT/MR关节造影	寻找DDH继发的盂唇撕裂或关节软骨损伤	显示盂唇撕裂和关节软骨缺损的最佳影像学方法； 在显示盂唇撕裂方面，3 T MRI平扫和1.5 T MR关节造影的诊断效力相当； 需要在透视或超声引导下，向关节内注射对比剂； CT关节造影有电离辐射

注：[a]不必考虑婴儿的确切年龄，可以一直使用超声检查直到股骨头中心骨化导致髂骨的下肢显示困难为止。

（谢　霞　刘　悦）

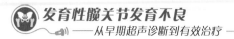
参考文献

请扫二维码
查阅

第6章

早发型骨性关节炎的影像学表现

MichAil E. Klontzas, Üstün Aydıngöz, Apostolos H. Karantanas

6.1 简介

诊断和治疗DDH的重点在于预防长期DDH导致的并发症（包括疼痛、继发性骨性关节炎）和直至最终需要进行的全髋关节置换[1,2]。尽管有严格的筛查方案，部分疑似病例仍可能被漏诊，保守或手术治疗后残留发育不良的情况仍可能存在。因此，临床医师仍然可能遇到如早发型骨性关节炎（earlyonset ostrthritis，EOA）等长期DDH并发症患者，这些患者可能最终需要通过THR进行治疗[3]。

早发型骨性关节炎的定义是55岁以下人群关节退行性变继发的骨性关节炎，在该年龄段一般不会发生骨性关节炎（通常以年龄>60岁多见）。大多数文献认为，外侧中心边缘角<25°的DDH与早发型骨性关节炎密切相关（图6-1）。目前有数据表明，DDH与25%～50%的早发型骨性关节炎病例和7.6%的THR病例相关[4]。其他容易导致早发型骨性关节炎的原因包括肥胖、创伤、化脓性关节炎、遗传因素、炎症性关节病和股髋撞击综合征。

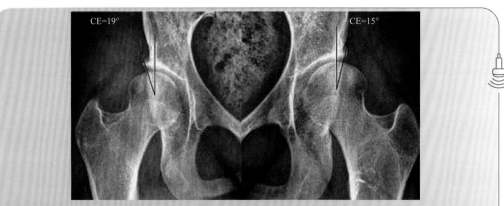

髋关节局部放大的前后位X线片，显示无骨性关节炎改变。如外侧中心边缘角所示，双侧股骨头均覆盖不足

图6-1　一位有症状的28岁女性患者

6.2 病理生理学和病理力学

早发型骨性关节炎的发生，始于发育不良的髋臼对股骨头覆盖不足。虽然传统认为，DDH与髋臼外侧发育不良有关，不过目前已经明确，外侧发育不良几

乎总是与前髋臼发育不良共存。没有被充分包裹在髋臼内的不稳定股骨头，向髋臼唇和髋臼边缘施加慢性应力，导致早发型骨性关节炎进一步发展。作用于盂唇的反复应力，导致盂唇肿胀、肥大，并试图包裹住股骨头。随后的数年中，反复的微创伤导致盂唇退行性变、撕裂，并常伴发盂唇旁囊肿，最终导致骨性关节炎（osteoarthritis，OA，图6-2）。一项长期随访的前瞻性研究表明，骨性关节炎的早期阶段进展缓慢，从Tönnis 0级到1级和从1级到2级分别平均需要17年和12年[5]。然而，随着退行性变的进展，患者在每个阶段经历的时间明显减少，在达到终末期需要进行THR之前，Tönnis 2级和3级患者平均分别经过6年和2年[5]。必须指出的是，病情进展取决于患者的生活方式，运动较多的患者进展更快。

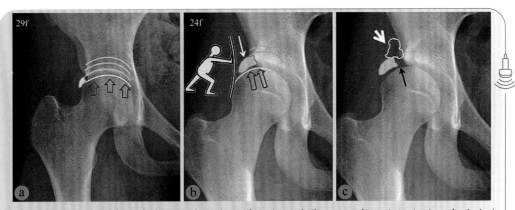

显示了导致早发型骨性关节炎的病理生理学和变化进展。a.29岁无症状女性，负重应力通常作用于髋臼和股骨头的整个表面（箭头），橙色结构代表正常的盂唇大小和位置。b.一名患有右髋关节发育不良和有右髋关节疼痛史的24岁女性，负重应力分布在较小的区域（红箭头），盂唇增大，以保持股骨头的良好覆盖（白箭头）。图c与图b为同一患者，其盂唇撕裂、分离（黑箭头），并形成盂唇旁囊肿（白箭头）

图6-2　两名患者的前后位髋关节X线片对照

6.3　成人股骨头覆盖不足的评价方法

评价股骨头覆盖不足需要一系列测量，这些测量可以在X线片上进行，也可以在CT或MRI这种断层图像上进行。通过在X线片上测量外侧中心边缘角，可以评价股骨头前部和外侧覆盖不足。测量外侧中心边缘角时，需要绘制两条通过股骨头的直线：①通过股骨头中心的垂线；②连接股骨头中心和骨性髋臼外侧缘的连线（图6-1）。需要强调的是，通过股骨头中心的垂线应当考虑骨盆倾斜的因素，因此该垂线应垂直于穿过两个闭孔环下缘的连线。传统意义上，外侧中心边缘角应当在X线片上进行测量。但一些研究发现，在CT或MR图像上测量外侧中心边缘角，与在X线片上测量具有明显一致性[6]。在绝大多数文献中，外侧中心边缘角<25°表示髋臼外侧发育不良，不过一些研究者将20°<外侧中心边缘角<25°描述为轻度/临界性发育不良[7,8]。外侧中心边缘角<20°是髋关节外侧发育不良的绝对指征。

δ角是显示髋关节发育不良股骨头中央凹位置异常的指标，也可用于诊断髋臼外侧发育不良。δ角一般在X线片上进行测量（图6-3）。在能够显示股骨头中央凹的MR T_1WI正中冠状面图像上，也可以进行δ角测量[9]。髋臼眉弓内侧缘与股骨头中心的连线和股骨头中心与股骨头中央凹上缘的连线之间的夹角即为δ角。δ角<10°提示髋关节发育不良，此项指征的特异度约为81%，敏感度约为70%[9]。

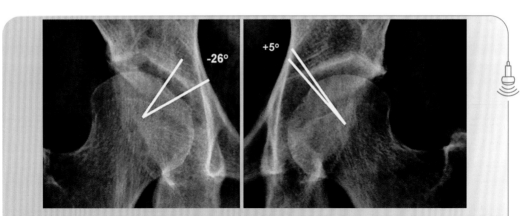

右髋关节疼痛，股骨头中央凹位置的δ角正常值为10°。前后位X线片显示，左髋关节轻度异常，右髋关节明显异常

图6-3　46岁女性患者

一直以来，DDH继发的早发型骨性关节炎都被认为是外侧髋臼发育不良所致。然而，最近有证据表明，当髋关节发育不良患者髋臼前侧、外侧发育不良同时存在时，才会导致早发型骨性关节炎[10]。因此，在评估早发型骨性关节炎发生的可能性时，在多个平面测量股骨头覆盖不足非常重要。一般情况下，在髋关节假斜位片上，使用垂直-中心-前缘角（vertical-center-anterior，VCA）评价股骨头前侧/上侧覆盖不足[11]。通过股骨头中心的垂线（V）和股骨头中心（C）到髋臼最前缘（A）连线的夹角，为VCA角。VCA角<20°，提示髋关节发育不良。

不过，髋关节假斜位片对投照体位的要求很高，患者一般会要求进行断层图像检查，而不选择此种特殊投照体位X线片。其他评价前侧和后侧覆盖不足的方法包括测量前髋臼扇形角（anterior acetabular sector angle，AASA）和后髋臼扇形角（posterior acetabular sector angle，PASA）（图6-4a）。研究表明，75%的后髋臼扇形角偏低患者，同时存在前髋臼扇形角偏低[12]，而前髋臼扇形角偏低的患者全部存在后髋臼扇形角偏低[13]。因此，既然测量前髋臼扇形角即可提供髋关节后侧发育不良的足够证据，并不推荐常规测量后髋臼扇形角。前髋臼扇形角需要在同时显示双侧股骨头中心的轴位CT或MR图像上进行测量（图6-4a）。在图像上画出连接双侧股骨头中心的线，并在双侧分别画出连接股骨头中心和骨性髋臼前缘的线，此二者的夹角即为前髋臼扇形角。前髋臼扇形角<50°，提示前侧覆盖不足；<90°，提示后侧覆盖不足。在测量外侧中心边缘角和前髋臼扇形角时，需要注意不要把髋臼边缘的骨赘包含在内。在髋臼边缘存在骨赘时，测量时需要排除这些骨赘，并注意辨别真正的骨性髋臼边缘，以正确测量上述角度。

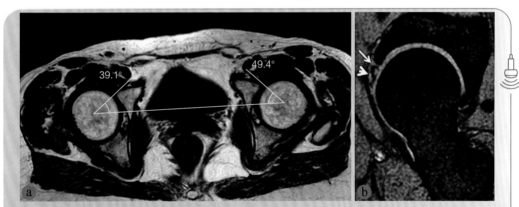

右髋关节长期疼痛、弹响。a.轴位MR T₁WI显示前侧覆盖不足（前髋臼扇形角：右侧39.1°，左侧49.4°；正常值64°）；b.斜轴位MR T₂WI显示呈圆形的退行性变盂唇，可见异常信号（无柄箭头）和全层厚撕裂（箭头）

图6-4　55岁女性患者

6.4　早发型骨性关节炎的早期诊断

早发型骨性关节炎的早期诊断对于预防或延迟骨性关节炎非常有价值，可减少年轻人THR手术的数量。骨性关节炎可以通过X线片进行诊断，诊断依据包括关节间隙狭窄、软骨下囊肿、骨赘和软骨下骨硬化。然而，从关节退行性变开始到X线片上出现异常的间隔较久，早期骨性关节炎在X线片上的征象并不明显，甚至可以表现为正常。因此，在怀疑髋臼发育不良的情况下，需要采用更敏感的技术来识别早发型骨性关节炎，包括MRI、MR关节造影和（或）CT关节造影（computer tomography arthrography，CTA）。

MRI是评估年轻人髋关节发育不良的首选检查方法，其优势包括无电离辐射、多平面成像及对比度分辨率高。很多研究都证明了MRI在诊断DDH方面的临床价值。在前部正中冠状面MR T_1WI上测量的外侧中心边缘角非常准确[14]。MRI可显示盂唇和关节软骨的退行性变，对早发型骨性关节炎的诊断十分敏感[15]。盂唇最先出现的异常包括肥大和盂唇内信号异常，这些征象在斜位高分辨率梯度回波图像中显示最佳（图6-4～图6-8）。这些征象也可在脂肪抑制中间加权图像中显示。大视野MRI可能仅显示盂唇旁囊肿形成（图6-6，图6-8）。盂唇旁囊肿的存在高度提示着撕裂，即使在图像上不能直接观察到撕裂的存在。此外，在液体敏感序列上出现圆韧带增厚和信号异常，是重复性微小半脱位的间接征象（图6-9）。当使用了合适序列的时候，MRI平扫即可诊断盂唇软骨连接处的撕裂（图6-4b）[16,17]。髋臼唇撕裂的早期诊断和治疗对于缓解疼痛和预防早发型骨性关节炎非常重要[18]。随着3 T MR扫描设备可用性的增加，平扫图像在显示髋臼唇方面至少相当于1.5 T MR关节造影，在显示关节软骨缺损方面可能优于1.5 T MR关节造影[19]。

将钆对比剂直接注射进关节的MR关节造影，可以用来对关节内的结构紊乱进行评估。MR关节造影能准确地显示软骨侵蚀、盂唇撕裂[20,21]和盂唇旁囊肿。与MRI平扫对比，MR关节造影在显示盂唇撕裂和软骨缺损（特别是髋臼软骨）方面更有优势，诊断一致性更高[22,23]。MR关节造影诊断髋关节软骨病变的准确率为69%～78%，具体取决于阅片者，对位于髋臼后下缘软骨病变的显示较差[24]。医疗机构的标准MR关节造影扫描参数包括横切面、冠状面、斜横切面、矢状面的小视野压脂或不压脂T_1加权序列（图6-10～图6-12）。扫描时使用腿部牵引可提高对早期软骨侵蚀的检出率[25]。间接MR关节造影已被报道为一种可以通过静脉注射钆对比剂及在图像采集前锻炼关节来替代直接MR关节造影的技术。该技术可为直接MR关节造影提供一种侵入性较小的替代方法，并且有文献指出，其在评价软骨方面比MRI平扫更准确（图6-13）[26,27]。不过此项技术不会像直接MR

关节造影那样扩张髋关节，也没有被广泛用于DDH的评估。此外，任何损伤或退行性变的修复过程都会显示强化，这可能会掩盖其他病变。一般不经常使用这种技术。

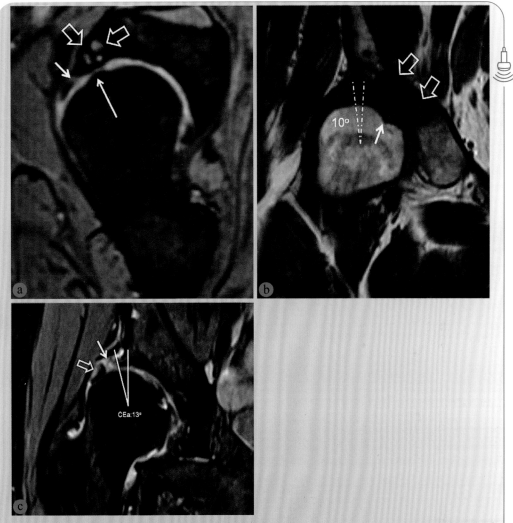

a、b.41岁女性患者，右髋关节疼痛，4年来持续加重，冠状面MR T₁WI显示右侧股骨头外侧半脱位，伴有外侧中心边缘角、中央凹异常（图a，箭头）和髋臼退行性囊肿（图a，空箭头），斜轴高分辨率MR T₂WI显示盂唇撕裂（图b，短箭头）和骨性关节炎改变，包括关节间隙狭窄（图b，长箭头）和髋臼关节面下囊肿（图b，空箭头）；c.44岁女性，长期跛行、右髋关节疼痛，冠状面脂肪饱和PD加权MR图像显示外侧中心边缘角异常和盂唇退行性变（空箭头）、分离（箭头）。CEa：中心边缘角

图6-5 女性患者

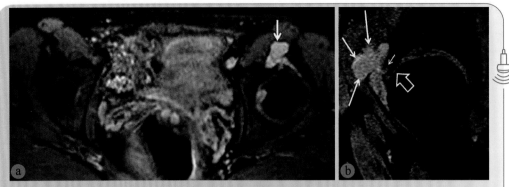

左髋关节疼痛、活动受限。a.轴位脂肪抑制PD加权MR图像显示左髋臼前方分叶状囊肿（箭头）；b.斜轴位高分辨率MR T$_2$WI显示异常撕裂（短箭头）、盂唇旁囊肿（长箭头）和关节间隙变窄（空箭头）

图6-6　42岁女性患者

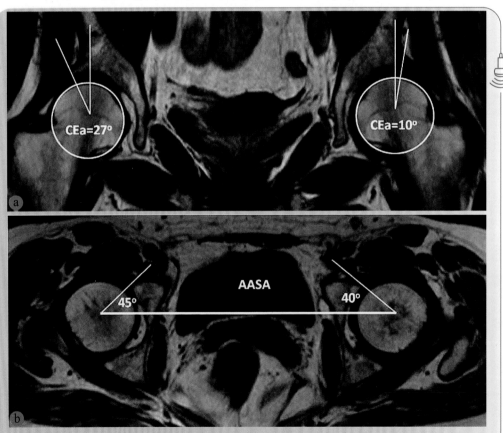

左髋关节疼痛患者髋关节骨性关节炎的演变。a、b.分别为冠状面和轴位MR T$_1$WI，显示左侧外侧中心边缘角异常和双侧前髋臼扇形角异常；

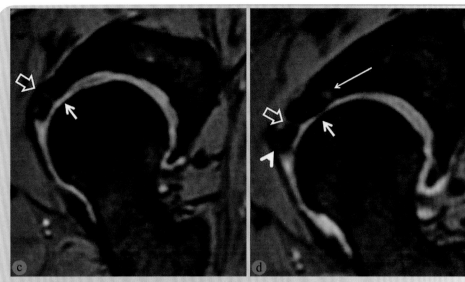

c.斜轴位MR T$_2$WI显示左髋关节骨性关节炎，关节间隙变窄（箭头），盂唇撕裂（空箭头）；d.18个月后的随访证实，盂唇退行性变（无柄箭头）、撕裂（空箭头）加重，关节间隙进一步变窄（短箭头），出现髋臼软骨下囊肿（长箭头），关节积液增加

图6-7　42岁女性患者

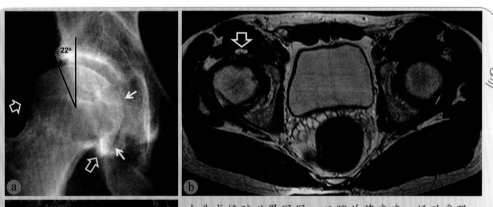

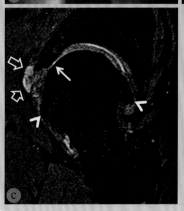

古典式摔跤世界冠军，双髋关节疼痛、活动受限，右侧为著。a.X线片显示临界性外侧中心边缘角、骨赘（空箭头）和内侧关节间隙狭窄（箭头）；b.轴位MR T$_2$WI显示右髋关节前方囊变灶（箭头），前侧覆盖不足；c.斜轴位高分辨率MR T$_2$WI显示盂唇旁囊肿形成（空箭头）、骨赘（无柄箭头）和关节间隙变窄（箭头）

图6-8　33岁男性患者

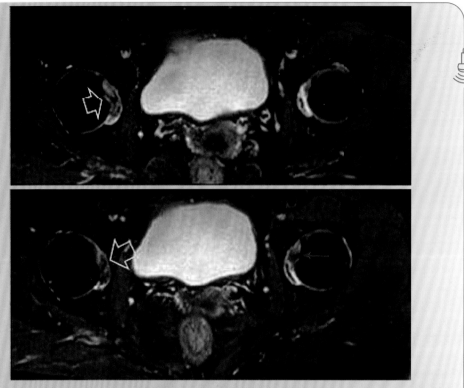

亚临床发育不良患者的两幅连续层面轴位脂肪饱和PD加权MR图像，显示右侧圆韧带增厚，信号增高（空箭头），左侧圆韧带正常（细红箭头）

图6-9　46岁女性患者

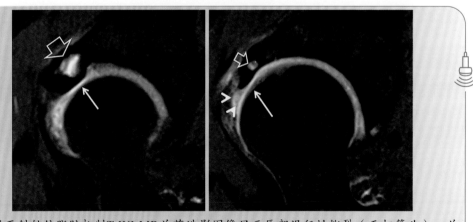

连续层面斜轴位脂肪抑制T_1WI MR关节造影图像显示唇部退行性撕裂（无柄箭头）、关节间隙变窄（箭头）及与关节间隙连通的髋臼软骨下囊肿（空箭头）

图6-10　与图6-3为同一患者

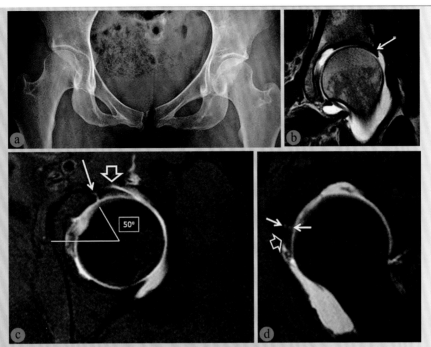

帆板运动员，左髋关节疼痛，有新生儿髋关节发育不良治疗史。a.X线片，未显示异常；b.冠状面T₁WI MR关节造影图像，显示正常的外侧盂唇（箭头）；c、d.横切面、斜横切面脂肪抑制T₁WI MR关节造影图像，显示前髋臼扇形角异常、前盂唇肿胀（空箭头）和盂唇根部撕裂（箭头）

图6-11　36岁女性患者

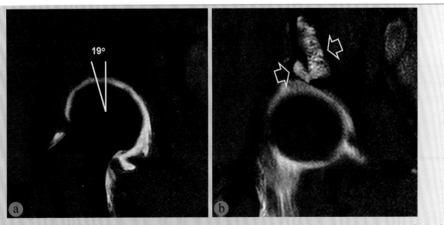

芭蕾舞演员，右髋关节疼痛。a.冠状面脂肪抑制T₁WI MR关节造影图像显示股骨头外侧覆盖不足，外侧中心边缘角值较低；b.其前方图像显示与关节间隙相通的较大结晶状物质（空箭头）

图6-12　25岁女性患者

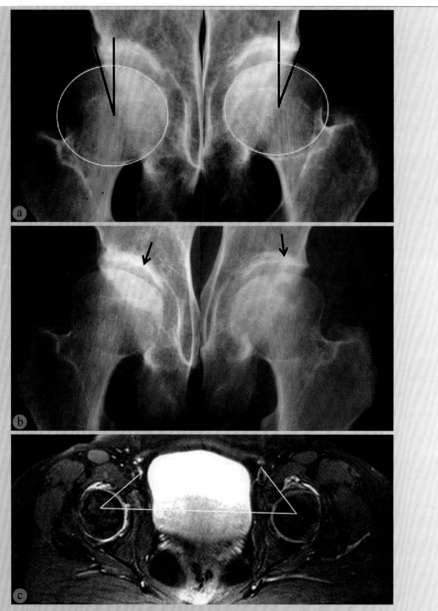

29岁至今（自2005年起），双髋关节长期疼痛。a.2009年的X线片显示外侧中心边缘角右侧为19°，左侧为24°；b.7年后的随访X线片显示关节间隙轻微变窄（箭头）；c.对比增强轴位脂肪饱和MR T₁WI显示双侧前髋臼扇形角异常（偏低），右侧为39°，左侧为46°；

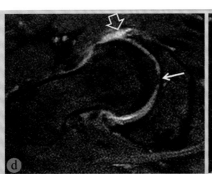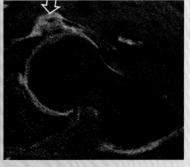

d.斜轴位高分辨率对比增强脂肪饱和MR T$_1$WI显示盂唇肿胀、退行性变（空箭头），右髋关节出现早发型骨性关节炎表现，关节间隙变窄（箭头）

图6-13　40岁女性患者

软骨基质内硫酸化糖胺聚糖（sulfated glycosaminoglycan，sGAG）的流失，可以通过软骨钆对比剂延迟增强MRI等序列进行量化，该序列在软骨中sGAG成分减少的区域会显示对比剂摄取增加[28-31]。该序列可用于检测软骨退行性变，但在临床工作中尚未常规使用。

早期软骨侵蚀也可以通过CT关节造影进行评价。低密度的关节软骨可以在骨和关节液之间得以很好地显示，使CT关节造影成为评价软骨厚度最准确的技术（图6-14）。CT关节造影卓越的空间分辨率使其在评价软骨厚度方面的表现优于MRI平扫。CT关节造影在诊断软骨表面病变方面也优于MR关节造影[32,33]。由于CT关节造影依靠进入软骨表面缺损部位的碘对比剂的直接征象进行诊断，因此此项技术的缺点在于无法诊断软骨内病变[34]。由于CT关节造影能够提供皮质骨和松质骨的高分辨率图像，其在显示骨赘、软骨下骨硬化和囊变方面比MRI更敏感。不过MR关节造影在显示盂唇病变方面更为准确[32]。重要的是，对于幽闭恐惧症患者或有其他MRI检查禁忌证的患者，CT关节造影是诊断软骨退行性变和早发型骨性关节炎有价值的替代方法。

6.5　结论

早发型骨性关节炎的影像学检查对于预防或延迟骨性关节炎的发生至关重要，这将最终减少年轻人行THR的次数。X线片对骨性关节炎早期表现不敏感。多种影像学检查方法可用于评估髋关节的组成部分，如关节软骨和髋臼唇。MR关节

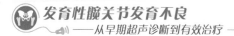
造影和CT关节造影有助于早期发现DDH引起的髋关节退行性变。

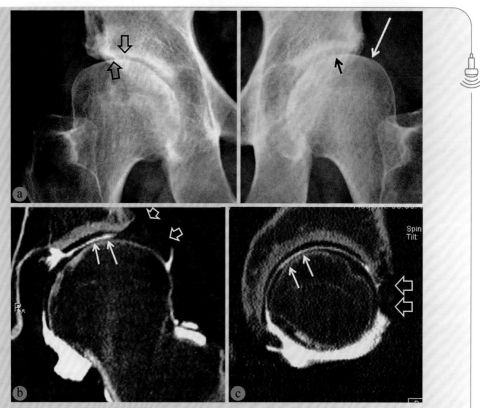

双侧髋关节长期疼痛并活动范围减小。a.正位X线片显示右髋关节间隙变窄（空箭头），符合骨性关节炎；左侧的关节间隙完好（黑短箭头），但股骨头无关节软骨覆盖（白箭头）。需要行关节造影，但患者有幽闭恐惧症，不能进行MR关节造影，CT关节造影是一种有效的替代方法。b、c.冠状面、矢状位CT关节造影图像显示关节软骨侵蚀（ICRS Ⅲ级，箭头）和关节唇肿胀（空箭头），两者在X线片上无法显示

图6-14　40岁男性患者

（刘　悦　栾好梅）

参考文献

请扫二维码
查阅

第7章

髋关节发育不良的早期发现

Maitha AlQemzi, Claudia Maizen, Maurizio De Pellegrin,
Sattar Alshryda

7.1 简介

DDH表现为一系列髋关节疾病，其中股骨头和髋臼之间的正常关系被打乱，导致髋关节发育异常[1]。这一系列疾病分为以下四类。

（1）髋关节发育不良在影像学上（通常是超声）发现，临床上没有发现异常。如果不治疗，它可能自愈或发展为严重脱位。

（2）髋关节不稳定（髋关节脱位），可在临床上发现。股骨头可以从髋臼部分脱位（半脱位）或完全脱位，但可自发复位。

（3）髋关节脱位，可由检查者复位。

（4）髋关节脱位，在检查过程中不能复位（症状性脱位）。

图7-1显示了这一系列疾病中每类的发病率。92%的新生儿髋关节正常；8%的新生儿髋关节异常，其中2.3%可在临床上发现[2]。

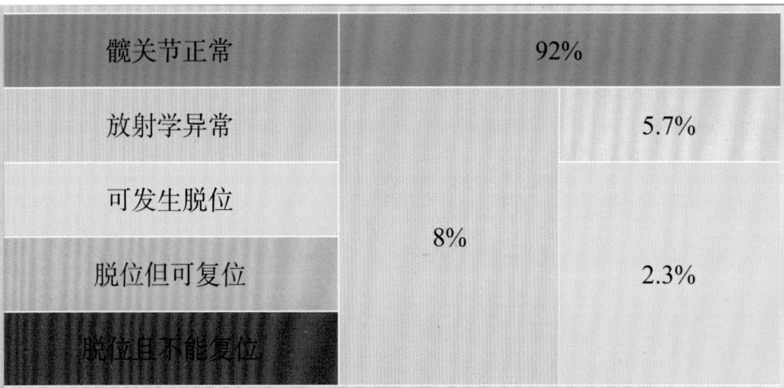

髋关节正常	92%	
放射学异常		5.7%
可发生脱位	8%	
脱位但可复位		2.3%
脱位且不能复位		

图7-1 西方国家髋关节发育不良发生率

［Reproduced with permission from: Postgraduate Paediatric Orthopaedics-the candidate's guide to the FRCS（Tr and Orth）examination; eds S Alshryda, S Jones, PA Banaszkiewicz, first edition, 2013. Courtesy of Cambridge University Press］

DDH的危险因素包括但不限于以下几方面。

（1）头胎婴儿比以后出生的婴儿更有可能出现DDH。在第一次怀孕时，子宫通常会更紧实。

（2）女孩比男孩更有可能患有DDH。松弛素是孕妇的卵巢和胎盘产生的一种激素。它能放松骨盆韧带，软化和扩大宫颈以促进分娩。其假设理论是松弛素可以通过胎盘屏障，使女性胎儿的韧带松弛，导致女性胎儿易于发生DDH。男性胎儿缺乏松弛素受体。

（3）家族史（可能是遗传或环境易感性）。

（4）胎位不正。伸膝臀位与DDH密切相关。左侧髋关节DDH比右侧更常见（60%为左侧，20%为右侧，20%为双侧）。左枕前位是最常见的胎位。在这种体位中，胎儿的枕骨指向母亲的左大腿，而左大腿靠在骶骨岬上。

（5）胎儿宫内活动空间小（羊水过少、双胞胎、足畸形和斜颈）。

（6）其他因素：①地理和种族因素，美洲原住民和欧洲人DDH比亚洲人和非洲人更常见。②社会因素，使用襁褓的婴儿更常见。1965年以前，日本婴儿DDH的发病率高达3.5%。1975年，日本发起了一场反对襁褓运动，结果，DDH的发病率显著下降，发病率<0.2%，降低了17倍。

两个大型荟萃分析调查了上述因素的重要性，发现主要（可能是唯一）的独立危险因素是臀位、女性和家族史[3,4]。

7.2　DDH是否值得筛查？

DDH大部分但不是全部满足Wilson和Jungner原则的筛查病种。表7-1总结了这些原则及它们如何适用于DDH。

表 7-1　重要健康问题的 Wilson 和 Jungner 筛查原则 [5]

原则	适用于DDH
一个重要的健康问题	是
了解疾病的自然史	是
有一个可识别的潜伏期或早期出现症状的阶段	是
有一个易于执行和解释的、可接受的、准确的、可靠的、敏感的和特异的检查	是
有公认的治疗方法	是
如果早期开始治疗应该更有效	是
有关于谁该接受治疗的政策	有争议a
诊断和治疗应该具有成本效益	有争议b
病例发现应该是一个持续的过程	是

注：a争议源于这样一个事实，即目前最广泛认可的政策包括那些不需要任何治疗就可以正常的儿童；b该处已在文中进行了讨论

DDH是一种"重要"疾病，具有公认的自然发展史，可以被髋关节超声早期诊断。超声检查易于操作与解释，可接受性强，准确可靠，敏感度和特异度都很高。超声筛查非常安全，易于被大众接受。在早期阶段，DDH很容易被发现和治疗。然而，DDH存在两个争议：不同中心和国家的治疗阈值有所不同，这种情况正在进一步完善；与延迟诊断的全部费用（包括医疗、法律费用）相比，筛查项目的费用尚未确定。

据我们所知，全世界对筛查必要性的认识达成了一致；然而，筛查的方法一直存在争议[6-10]。

7.3 早期检查的界定

DDH越早治疗预后越好，这是一个普遍的共识（图7-2）[11-16]。虽然在如何尽早诊断DDH以确保更好的治疗效果方面存在争议，但可视化的时间尺度似乎越来越短。术语"早期"诊断DDH出现在20世纪80年代后期的文献中，当时1月龄被认为是诊断的时间窗[17]。2008年之前的出版物建议将这一时间窗的范围放宽，即从出生的第1周到12个月[18-20]。

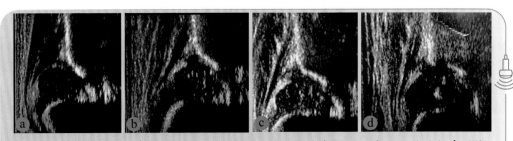

注意治疗过程中盂唇回声增强和大小的增加。a.3日龄时诊断和治疗开始时的超声图像；b.4周后随访；c.8周后随访；d.5月龄时治疗结束

图7-2 4日龄女性新生儿的Ⅲ型髋关节

De Pellegrin及其同事回顾了2008年至2018年发表的文献，试图确定早期诊断的上限。他们认可的文章有20篇，提出并界定了与他们的实践相关的早期诊断。其中的7篇文献表明，由于相关危险因素，DDH需要早期（6周内）做出诊断；其他13篇文章没有将早期诊断建立在危险因素存在的基础上。这些文章表明：

（1）早期治疗效果更好[21-25]。

（2）DDH治疗较晚时需要手术复位的病例数量增多[26-28]。

（3）由于软组织挛缩和骨畸形导致的固定畸形，3个月以上儿童髋关节的临床检查可能不太准确[29-31]。

（4）晚期治疗更为复杂，远期并发症较多[32]。

（5）在髋关节筛查中，超声的评估方法简单且性价比高[33]。

尽管早期诊断有上述益处，但所引用的检查时间窗从最早4周到最晚6个月不等。为了准确确定更有效治疗的最佳时间，作者严格分析了中心72名新生儿（66名女性和6名男性），根据Graf分类，有93例Ⅲ型髋关节。根据治疗开始的时间进行分组（第1组：年龄<11天，第2组：11天≤年龄<42天，第3组：年龄≥42天）。他们发现，作为髋臼成熟的替代指标，α角的增大与开始治疗的年龄之间有很强的相关性（$P<0.001$）。在第1组中，严重发育不良髋关节中α角正常（>60°）的比例为91.31%；第2组中为62.5%；第3组中为48.7%（图7-3）。有趣的是，在髋臼生长方面，性别（$P=0.810$）、患侧（$P=0.720$）和治疗时间（$P=0.864$）之间没有显著的统计学相关性[34]。

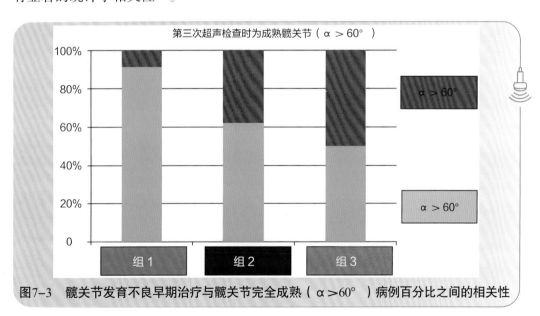

图7-3　髋关节发育不良早期治疗与髋关节完全成熟（α>60°）病例百分比之间的相关性

最近发表的一份专家共识支持上述观点，并指出出生后的前6周是早期诊断和治疗的最佳时期。

7.4 早期检测模型

3种DDH早期检测模型在世界范围内得到了应用。

（1）对新生儿进行临床检查，并对发现异常的儿童进行进一步检查。

（2）对有上述一种或多种危险因素的新生儿进行髋关节超声选择性筛查。

（3）对所有新生儿进行普遍性筛查，无论其是否存在危险因素。

要确定上述3种模型中任何一种的优越性都很复杂。DDH的自然史很长，通常会经过几十年的演变，导致严重低估了其对患者本人或社会的实际影响[35]。大多数比较上述3种模型的研究并没有考虑到长期的影响，如未来的髋关节置换及其并发症。北欧关节登记[36]显示，儿童骨科疾病（主要是DDH）占丹麦69 242例THR的3.1%，占瑞典14 082例THR的1.8%，占挪威70 138例THR的8.6%。虽然这些患者只占需要THR治疗患者的一小部分，但数量可观。这些患者在进行髋关节置换术之前，通常生活质量差、待业和病假时间长。即使是THR患者，报告的10年修正率也从11%到42%不等[36-40]。

是否延迟诊断是最广泛引用的衡量DDH筛查项目有效性的方法。正如前面所提到的，人们对于定义延迟诊断的时间界值没有达成一致。此外，延迟诊断的发生率相对较低，需要大量研究才能显示显著差异。

对于手术干预的必要性，无论是脱位髋关节闭合复位还是切开复位，都已被用作筛查项目有效性的替代终点。然而，手术干预的指征被认为是一个次优标准，因为它受个人、机构、文化或财务问题的影响。下面的章节将介绍早期检查的3种模式，关注其对患者个人和社会的潜在影响。

7.5 临床监测

这个模型是基于发现提示存在DDH的临床症状。它已不再是发达国家早期发现DDH的唯一方法。然而，它仍然在发展中国家广泛使用，并在一些发达国家应用于选择性筛查。

Ortolani[41]和Barlow[42]试验被广泛认为是新生儿最重要的临床检测试验，结果显示特异度高（≥90%），但敏感度≤60%。这两种测试要求测试者经过专业训练及拥有一定经验，学习曲线通常是很长的，一些不稳定的儿童在测试中即使对专家来说也可能会很有挑战性[43]。它们被设计用来检测不稳定性，而不是异常。髋关节必须是可诱发脱位或可重新复位才能被视为异常。Ortolani和Barlow试验对3个月以上的儿童敏感度降低，因为当脱位的髋关节无法复位时，更难发现不稳定性。其他体征在年龄较大的儿童中变得更为重要，如腿长差异、屈曲外展受限和（或）不对称（图7-4）[44,45]。

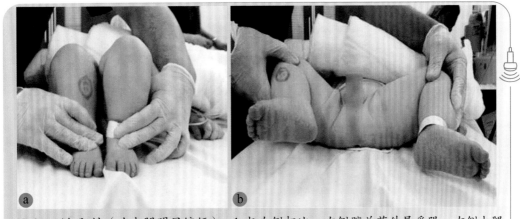

a.Galeazzi征阳性（右大腿明显缩短）；b.与左侧相比，右侧髋关节外展受限，右侧大腿多了一条折痕（非特异度标志）

图7-4　9月龄的婴儿右髋关节脱位

英格兰公共卫生部[46]介绍了以下临床筛查试验。

（1）腿长不同。

（2）当双腿屈髋屈膝时，膝盖高度不同（Galeazzi征）。

（3）单侧髋关节外展受限（双侧髋关节之间相差20°以上）。

（4）双侧髋关节外展受限（外展丧失30°或以上）。

（5）进行Ortolani试验时，可以明显听到"撞击声"。

已发表的关于临床检测DDH有效性的研究显示，迟发发生率为0.2%～1.1%[47-49]，占了已知DDH发病率2.3%的很大一部分（10%～50%）。一些研究表明，检查者的经验对临床检测的有效性很重要[50-52]。这表明，临床检测作为唯一的筛查方法是不理想的。

7.6 普遍性超声筛查

髋关节超声已成为检测DDH的首选检查方法。超声可以观察新生儿髋关节的骨、软骨和软组织。它也能够显示股骨头在髋臼内的运动。已经描述和使用了4种不同的超声技术：Graf、Harcke、Terjensen和Suzuki方法。Graf方法已被证明在可靠性、敏感度、特异度和重复性方面优于其他方法[53,54]（第10章）。Graf方法敏感度和特异度均在90%以上。学习新生儿髋关节超声检查的曲线比学习临床检查的曲线要短。一些国家，包括德国、奥地利、瑞士和蒙古，已经采用了普遍性筛查项目，即所有新生儿在出生后不久必须接受髋关节超声检查（通常在出生后2周和6周进行）。

1992年Thallinger及其同事报告了奥地利引入普遍性筛查的长期结果[55]。他们证明需要盆腔手术治疗DDH的患者数量减少了46%，每1000个活产中有0.16个需要切开复位。因DDH住院治疗的人数从每1000名活产9.5人减少至3.6人。1996年Von Kries报告了德国实行普遍性筛查的经验[18]。他们表明，超声筛查项目减少了许多但不是所有的DDH手术，每1000个活产中有0.25个需要手术。批评者指出，只有55%的病例在6周前确诊，而18%的病例未接受筛查，更有趣的是，13%患有DDH的儿童被标记为正常，给筛查质量带来了质疑。

蒙古成为亚洲第一个对新生儿髋关节发育不良[56]进行普遍性超声筛查的国家。第一份报告显示使用挽具的治疗率为1.2%，但遗憾的是，没有收集晚发型DDH发病率。

7.7 选择性超声筛查

选择性筛查指仅仅对临床检查异常和（或）伴有一项或多项危险因素的婴儿行超声检查。其基本原理是在早期发现DDH与尽量减少"过度治疗"及其后遗症之间取得更好的平衡，并且降低成本。最常见的危险因素是阳性家族史和臀位[7,57-61]。

尽管女性是一个既定的危险因素，但由于成本的考虑，它排除在所有选择性项目之外。如果所有女性新生儿都接受筛查，那么选择性筛查将几乎等同于普遍性筛查。对选择性筛查项目的另一个缺点是，很大比例晚期检查出DDH的患者没有任何危险因素。Sanghrajka及其同事[62]的研究表明，88%的晚期就诊患者没有任何需要超声筛查的危险因素。Sink[63]回顾了68例有症状的髋关节发育不良且需要进行手术干预的成人。在这一组中，85%的人在婴儿期不存在超声检查的危险因素。

7.8　哪种模式更有效？

医学中有一些问题与DDH超声筛查计划一样引起了争议，反映了真正理解疾病的各个方面及这些方面对临床和非临床结果影响的复杂性。在回答上述问题"哪种模式更有效？"时，我们在前面提到了一些挑战。

全民筛查计划的支持者声称，它可以减少延迟就诊及避免复杂手术。他们认为这不会导致支具治疗过度，即使会，他们也认为，与开放手术相比，支具治疗的成功率和风险通常是合理的。他们也承认，它的成本高于临床监测或选择性筛查，但如果考虑到长期成本影响，它是具有成本效益的。普遍性筛查的反对者同意普遍性筛查降低了迟发率，但声称它并不能完全防止迟发，它导致了不必要的过度治疗、过于频繁的随访、增加了儿童和父母的担忧。他们还声称，普遍性筛查并不划算。

Cochrane的一篇综述研究了不同筛查方案对迟发性DDH发生率的影响[64]。该综述包括了5项研究（只有2项符合荟萃分析的条件），并得出结论：没有足够的证据对实践给出明确的建议。

Rosendahl及其同事[60]进行了一项大型随机对照试验，包括11 925名新生儿，除了临床检查外，他们被分配接受一般（普遍）、选择性或不接受超声筛查。在选择性筛查组中，只有有DDH危险因素或临床表现的婴儿才接受超声检查。研究结束后，这些婴儿至少有27月龄。研究结果汇总于表7-2。作者的结论是，超声筛查在减少晚期DDH患病率方面的效果只是微乎其微，尽管在诊断和疗效方面有了相当大的提高。

表 7-2　Rosendahl 等的研究结果[60]

	只做临床检查	选择性超声筛查	普遍性超声筛查	备注
晚期表现	1.4%	0.7%	0.3%	$P = 0.11$
治疗率	1.8%	2.0%	3.4%	$P < 0.0001$
F/U	0	1.8%	13.0%	$P < 0.0001$

注：F：有阳性发现婴儿；U：本组所有婴儿。

然而，通过观察数据可以看出，这项研究表明，与单纯的临床检查相比，普遍性超声筛查降低了超过4倍的晚期就诊率。虽然这并没有达到统计学意义（$P=0.11$），但具有临床意义。这项研究表明，在接受普遍性超声筛查的组中，治疗率较高，这与治疗方案有关。随着治疗方案得到更好地确定，预计治疗率会降低。

Holen及其同事对15 529名婴儿进行了一项大型前瞻性研究，以比较普遍性筛查和选择性筛查。通过检出至少随访6年的晚期DDH发生率，评估两种筛查方式的效果。他们在普遍组中只发现了1例晚期发现的髋关节发育不良（未遵守协议，未行超声检查）；而在选择性组中有5例（没有危险因素）。发生率分别为0.13/1000和0.65/1000。两组晚期检出率无统计学意义（$P=0.22$）。

他们的结论是，普遍性超声筛查并不是必要的，并建议对临床表现异常或可疑及有髋关节发育不良危险因素的新生儿进行选择性超声筛查。

值得注意的是，两项比较普遍性筛查和选择性筛查的大型研究显示，普遍性筛查的晚期DDH报告数量大幅减少，尽管他们倾向于选择性筛查。

Mahan及其同事进行了一项有趣的研究，基于已发表的数据建模成决策树，利用预期值决策分析，找出3种模型中哪一种在60岁前髋关节无关节炎的概率最大。

（1）未行筛查。

（2）新生儿体格检查与超声检查的普遍性筛查。

（3）高危因素新生儿的选择性超声筛查。

采用以下结果。

（1）髋关节发育不良的筛查率。

（2）无筛查的髋关节发育不良发生率。

（3）Pavlik Harness治疗的成功率。

（4）缺血性坏死的概率。

他们发现，体格检查和选择性超声筛查对髋关节预后有利的期望值为95.90%，体格检查和普遍性超声筛查的新生儿期望值为95.86%，未筛查的新生儿期望值为95.78%。因此，他们的建模分析倾向于选择性筛查。与大多数数据建模和重构研究一样，模型预测的准确性与用于构建模型的已发表数据的质量密切相关。不幸的是，这是缺乏的。例如，这项研究集中在Pavlik harness疗法的结果（治疗失败和股骨头缺血性坏死发生率）。从先前的研究来看，Pavlik harness疗法的失败率从1%到40%不等；股骨头缺血性坏死发生率从0到17.6%不等[65]。

全面筛查可以预防DDH晚期出现吗？

世界各地已经实施了几个筛查项目，以在早期阶段发现疾病，从而改善结果。据我们所知，没有一个单一的程序能够100%成功地检测出所有的患者。例如，乳腺癌筛查与未筛查相比，每1000名接受筛查的妇女中，乳腺癌死亡人数减少26%。有趣的是，一项系统综述和荟萃分析显示，在所有年龄段，预测的减少并不具有统计学意义，而且影响的幅度很小[66]。

超声对DDH的普遍性筛查也不例外。上文提到的德国经验表明，如果不适当实施普遍性筛查，就不会有应有的效果。另外，Holen及其同事在他们的研究中只报告了1例在普遍性筛查中延迟呈现的病例——一名没有进行扫描的患者[59]。

7.9 结论

越来越多的证据表明，超声的普遍性筛查比体格检查或选择性筛查更有效。它与较少的晚期表现、较少的儿童复杂手术和更好的长期结果有关。

研究表明，普遍性筛查稍微贵一些。然而，着眼于成本效益的研究并没有考虑DDH的长期成本，如未来髋关节手术的成本，包括髋关节置换和翻修手术。因此，普遍性筛查的决定是政治性的，而不是临床性的。

（栾好梅）

参考文献

请扫二维码
查阅

第8章

超声扫查技术

Thara Persaud, Konstantinos Chlapoutakis, Claudia Maizen, Christos Baltas

8.1 简介

20世纪80年代，奥地利整形外科医师Reinhard Graf教授首次发表了一篇介绍婴儿髋关节超声[1]的论文，为当时仍被称为"CDH"的诊断带来了一场革命[1]。从那时起，许多超声检查技术的变化和修改被研究和建议[2-7]。婴儿髋关节超声可大致分为动态稳定性评估和静态评估，包括髋臼形态、股骨头覆盖率或位置[8,9]。Graf方法主要评价和测量髋臼形态。它需要使用带有探头固定导向的检查支架，这被认为是采集正确图像的必要条件，有别于"徒手"或非固定技术。在这本书其他章节详细地分析了Graf方法和各种超声技术的比较。本章将重点介绍最常见的"徒手"超声检查方法。

8.2 髋关节稳定性评估——动态技术

Novick、Ghelman及Schneider首先描述了一种横切面徒手超声检查方法并用此方法检查33名婴儿，年龄从新生儿到1岁不等[7]。他们展示了在婴儿仰卧位使用扇形探头直接显示正常和病理状态下股骨头软骨及其与髋臼的位置关系。特别的是，他们同时提出了以内侧和外侧横向入路来诊断脱位和不稳定。对于使用支具或髋人字石膏的婴儿，内侧视图更容易观察到髋关节。作者未发现冠状入路的任何额外益处，也未评估髋臼形态[7,9]。

儿科放射科医师Theodore Harcke对这些初步发现和实时超声在婴儿髋关节评估中的潜力感到振奋。Harcke及其同事试图建立一种技术，证明解剖学的可靠性，并将正常髋关节与病理髋关节区分开来[2]。他们尝试了不同的体位组合：前、外侧和腹股沟，结合各种股骨位置和中立位，屈曲和外展组合。1984年最初发表的文献中使用了静态方法，包括2个视图和1个扇形探头[2]。

随着经验和技术的发展，一种动态检查的方法不断发展，用来评估髋关节在静息和有压力情况下的几种位置。他们假设股骨头的位置对于髋臼的正常发育是必要的。他们的研究结果命名为"动态四步法"的发表[5,9-11]。检查使用高分辨率线性超声探头，借鉴了公认的临床检查技术手段。共包括6个标准切面，每个切面用2个词汇描述，这些描述性词汇由超声声束方向（横向或冠状）、髋关节解剖位

（中立或屈曲）组合而成，并在有应力和无应力下实施。所有患者均采用外侧或后外侧探查，这种扫查入路能够最好地显示准确评估髋关节位置所需的解剖关系和髋臼标志[10]。

8.2.1 Harcke动态四步法

婴儿仰卧，双脚指向检查者。获取6张图像：横切面–中立位、横切面–屈曲/外展位、横切面–屈曲/内收位、冠状面–屈曲髋臼中位和冠状面–屈曲髋臼后唇应力位。横切面–中立位图像确定股骨头的位置，横切面–屈曲/外展位和横切面–屈曲/内收位图像代表临床Barlow征和Ortolani征的稳定性评估，而冠状面–屈曲位观察定义髋臼并评估髋臼对股骨头的覆盖率[10]。

第一步：横切面–中立位（图8-1）。

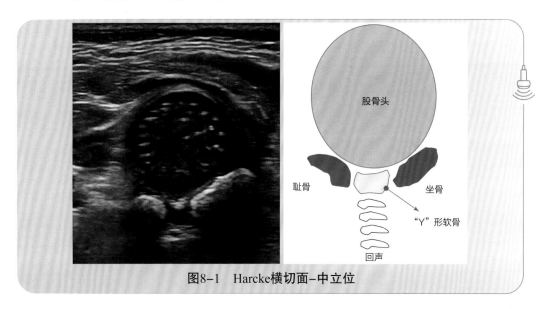

图8-1　Harcke横切面–中立位

该切面从髋外侧获得，探头水平朝向髋臼[2,10,12]。正常髋关节显示为股骨头位于骨性髋臼上，并同时位于"Y"形软骨正上方。一断面声像图表现形似一朵花[10]。股骨头代表花朵，坐骨后支和耻骨前支好似花基部的叶子。茎是由穿过"Y"形软骨的回声形成的。如果存在骨化中心，可产生声影应避免与"Y"形软骨的回声相混淆。这是这一视图的一个潜在缺点。髋关节位置不正确可显示软组织回声插入股骨头和髋臼之间及股骨头向后外侧运动[2,10,12]。

第二步：横切面–屈曲位（图8-2）。

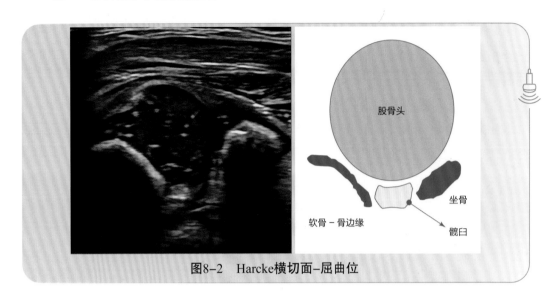

图8-2　Harcke横切面-屈曲位

　　从横切面-中立位到屈曲的转变只需要检查者将婴儿的股骨弯曲推动股骨，使婴儿髋关节屈曲90°。探头在髋关节外侧保持横切面。当髋部屈曲并在外展和内收之间变化时，监测股骨头。外展时，骨性髋臼回声出现在股骨头后方，通常会产生一个深的"U"形，在内收时转变为浅的"V"形。内收和外展之间的过渡可表现为半脱位和复位。当髋关节内收时，模仿Barlow试验完成轻柔的后推应力操作，模仿临床Ortolani操作冠状面可以复位髋关节[10]。

　　在这两个步骤的最后，股骨头位置被描述为正常、半脱位或脱位。动态评估可显示半脱位性和（或）可复位性[10]。

　　第三步：冠状面-屈曲髋臼中位（图8-3）。

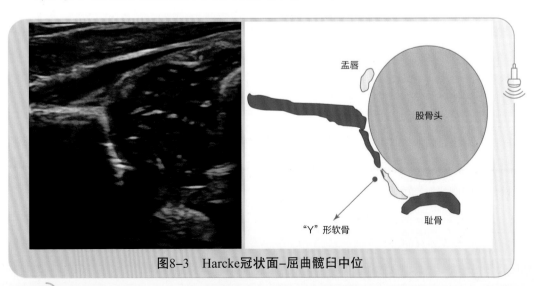

图8-3　Harcke冠状面-屈曲髋臼中位

转换到该视图需要在不改变婴儿髋关节和股骨方向的情况下旋转探头90°。在髋臼中部，正常股骨头被髋臼的杯状回声结构包围。此视图的关键是髂骨的外侧缘，它位于股骨头软骨上方。这个骨性标志必须形成一条笔直的水平线来评估髋臼最大深度。Harcke把这种结构比作勺子上的球。髂骨是勺柄，骨性髋臼代表勺窝，股骨头代表球。从这个角度对髋臼进行主观评价，包括盂唇发育、骨性髋臼窝的倾斜度和总体覆盖范围[10]。

第四步：冠状面–屈曲髋臼后唇应力位。

在冠状面–屈曲髋臼中位施加推拉动作使髋关节承受压力，同时探头沿髋臼后唇对齐扫查。如果股骨头在髋臼后唇上移动，这种推动将产生不稳定性，从而证实在前述视图中看到的可疑的松弛或移动。应力测试结果为正常、松弛、可脱位、可复位、不可复位：松弛表示髋关节位置可接受，可能在静息时轻度半脱位，在压力下显示异常活动，未脱出髋关节；可脱位表示股骨头可以被推出髋臼（Barlow征阳性）；可复位阳性（Ortolani征阳性）不同于[10]股骨头持续发生的移位。

8.2.2　讨论

所有徒手超声技术在图像获取过程中存在着潜在的误差。婴儿的姿势不固定，再加上检查者徒手操作，可能会导致倾斜或采集伪影，影响解读和图像质量[8]。

由于该检查方法的主观性暴露了潜藏的问题：目测髋臼发育程度和股骨头覆盖程度是否足够标准化用以筛选方案[8]；此外，半脱位是一系列的松弛和移位，可能导致其分类不一致。婴儿需要保持平静以确定松弛的程度[10]。这种动态检查可能会使婴儿不舒服，引起不必要的痛苦，并且在髋臼形态和髋稳定性正常的情况下是不合理的[8]。婴幼儿可出现轻度关节囊松弛和半脱位。这往往是自然发生的，是一个无害的变化，不应该过度治疗[10]。为了克服这个问题，Harcke[10]建议在4～6周龄时重复检查，这会不必要地增加超声科室的工作量。

Harcke和Grissom[10]报告在他们的检查技术中存在一些冗余，叙述了在获得相同信息的同时缩短检查过程的可能性。他们相信这四个步骤可以提高准确性，增大可信区间。然而，Chlapoutakis及其同事[8]担心横切面成像不能为冠状面成像提供额外的诊断信息。

改进的Harcke方法包括髋臼形态和股骨头覆盖的评估。这是由美国超声医学会协作的"发育性髋关节发育不良超声检查实践参考"中提出的技术。美国超声医学会是一个多学科协会，与美国放射学会、儿科放射学会和超声放射医师学会合作[12,13]。

8.3　股骨头覆盖法

8.3.1　Christian Morin的工作

1985年，法国儿科骨科研究员Christian Morin与美国的Harcke及其同事一起研究股骨头骨性髋臼覆盖率（femoral head coverage，FHC）[3]。利用Harcke的冠状屈曲视图，他们通过比较髋臼深度和股骨头直径来评估髋臼标志物以量化髋臼的发育。研究小组回顾了377项超声研究，并将其与骨盆前后位X线片的髋臼指数（acetabular index，AI）进行了比较。骨性髋臼覆盖率<33%的髋关节，髋臼指数持续异常增加；而骨性髋臼覆盖率>58%的髋关节，髋臼指数正常。"50%"规则就是源于本研究，因为他们得出的结论是，在正常髋关节中，髋臼应该覆盖一半或更多的股骨头[3,14]。当时使用的是凸阵探头。然而，Morin后来的研究证实，凸阵和线性探头之间的骨性髋臼覆盖率几乎没有差别。事实上，不确定区域从33%～56%减少到40%～56%，但依然认为如果覆盖率为50%会有一个满意的髋臼发育[14,15]。

Gunay[16]将60°作为正常髋关节的测量金标准来分析α角与骨性髋臼覆盖率之间的关系。骨性髋臼覆盖率≥51%与髋臼发育角度≥60°相关，与骨性髋臼覆盖率>50%提示髋臼发育合理的假设一致。低限值为39%，低于该阈值的所有髋关节均有病变。39%～51%的骨性髋臼覆盖率仍然是一个未解决的领域。

8.3.2　Morin的股骨头覆盖技术

采用冠状面—屈曲检查体位，婴儿仰卧。正常髋关节的股骨头部分被髂骨覆盖。使用前面描述的"球和勺子"的类比，"勺子柄"代表髂骨的外侧和上缘，形成一个强回声线，称为髂骨线。这条线通常将股骨头分成两部分。在显示股骨头位于骨性髋臼内时进行测量，显示股骨头的最大直径。Morin的方法比较了髋臼深度和股骨头直径，包括画两条平行于髂骨线的直线。第一条与股骨头外侧部分正切；第二条与股骨头和髋臼窝的内侧交界处正切。测量两个距离。"d"表示从髂骨线到股骨头内侧线的垂直距离。"D"表示股骨头内侧线和股骨头外侧线之间的间隙。d/D×100%表示骨性髋臼覆盖率的百分比（图8-4a）[3,10]。

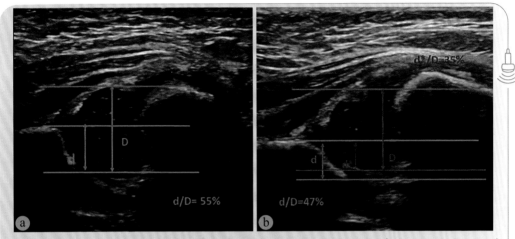

a.正常髋关节，d/D＞50%；b.髋臼发育不良伴早期半脱位。d/D表示髋臼深度与股骨
头直径的比值，接近正常值50%，而股骨头被覆盖的范围与股骨头直径的比值d*/D仅
为35%

图8-4　股骨头覆盖率测量

对于股骨头半脱位或移位，计算时需加第四条线[3,14]。测量得出的d/D代表髋臼相对于股骨头的深度，但可能不能准确反映股骨头的覆盖范围。在这种新的考虑下，"d"不变，从髂骨线到平行线的最深处等于髋臼深度。"D"表示股骨头直径，新的测量值"d*"代表股骨头被髋臼覆盖的范围，与髂骨线平行的股骨头内侧切线（图8-4b）。新的测量值"d*"与股骨头的关系为d*/D。这一区别至关重要，因为形态学和稳定性都可能导致髋关节发育不良。发育不良和不稳定的髋关节d/D和d*/D均＜50%。然而，对于髋臼发育合适的半脱位髋关节，髋臼深度相对于股骨头大小正常（d/D可能是正常的，≥50%）。相比之下，股骨头覆盖率d*/D将是异常的（＜50%）。这意味着如果应用了错误的公式和理解，髋关节半脱位可以有一个正常的骨性髋臼覆盖率（图8-4b，图8-5）。

8.3.3　Terje Terjesen的工作

1989年，Terje Terjesen在挪威发表了他对1000名新生儿（2000次髋关节超声检查）[4]的超声检查经验，并在1989年发表了进一步的详细探讨，包括定性评估和横向股骨头运动评估[17]。他遵循了Harcke建立的许多原则：仰卧位、脚指向检查者、髋外侧入路、采用2种探头位置、横切面和纵切面/冠状面，由最初的应用凸阵探头发展为应用线性探头，包括静态和动态评估、定性和定量分析。Terjesen寻求一种比Graf角更简单、更快的测量系统[18]。然而，在后来的工作中，Terjesen测量了髋臼顶的斜率，当角度可以被准确捕捉时，他对髋关节[17]的评估就有了额外的数字证据。

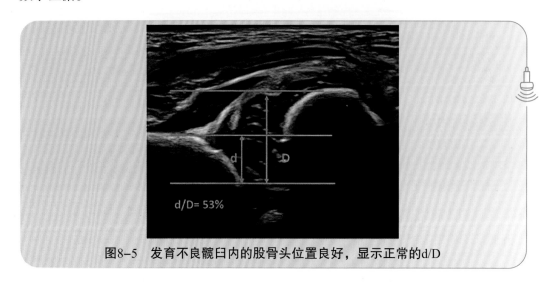

d/D= 53%

图8-5　发育不良髋臼内的股骨头位置良好，显示正常的d/D

在横切面扫查中，腿弯曲到90°，通过类似于Harcke方法的稳定性检查来检查股骨头和髋臼之间的关系。纵切面视图扫查既有静态的，也有动态的。髋关节轻微屈曲，旋转和外展/内收时保持中立，静态测量图像提供通过髋关节中心的图像[4,19]。

他的测量技术最初被称为骨缘覆盖率（bony rim percentage，BRP），类似于Morin等评估股骨头的侧移程度[4]。他们的研究表明，骨缘覆盖率平均值为56.5%，左右髋关节之间没有显著差异，但男孩和女孩之间有统计学差异。女孩为55.3%，男孩为57.2%。低于该标准的两个标准差正常下限平均值为45%[4,19]。不稳定的髋关节骨缘覆盖率值低于正常范围。相同和不同检验者测量结果之间的平均差异仅为3%~4%，表明骨缘覆盖率对于临床常规使用[4]是足够可靠的。

8.3.4　骨缘覆盖率法（改良Morin、Terjesen方法）

骨缘覆盖率的计算公式（a/b×100%）决定了股骨头覆盖率，与Morin等的方程类似[4]，然而，参考点略有不同。"a"指与髋臼顶外侧骨缘切线，沿髋臼底绘制平行线，二者之间的距离。"b"指从髋臼底的同一位置到股骨头外侧关节囊的一条线。两种方法的区别集中在Terjesen基线和平行于探头长轴的切线上。这两条线与图像平行，不同于Morin方法的与髂骨线平行，而髂骨线与远端髂骨外侧平行。当时使用的扇形探头会造成髂骨线弯曲，有时会造成画线困难。Terjesen断言，他们的线条一致性更好和更容易绘制，这解释了微妙的设计差异[4,17,19]。在髋关节不稳定的情况下，髋臼底界限不清，股骨头的内切线成为深度标志[4]。骨缘覆盖率的正常下限约为50%，与年龄无关[19]。

8.3.5　横向股骨头距离

当骨化中心较小或无骨化中心时，按照前面所述计算骨缘覆盖率。在年龄较大的婴儿中，骨化中心产生的声影可能使髋臼底和深部参考点模糊。在这种情况下，Terjesen及其同事没有使用骨缘覆盖率，而是测量骨化中心相对于髋臼顶的横向距离，即外侧股骨头距离（lateral head distance，LHD）[4,17,19]。该测量从穿过骨化中心的外侧切线延伸至髋臼顶外侧骨缘的切线。半脱位和脱位时距离增加。如果外侧骨化中心位于基线外侧，则距离数值为正值；如果它位于内侧，则距离数值变为负值。正常的髋关节可能有正值或负值[4,17,19]。平均正常横向股骨头距离范围为−2～2 mm，<1岁的儿童正常横向股骨头距离的平均值上限为3 mm[17,19]。

完成检查后，将骨缘覆盖率或横向股骨头距离与定性信息结合。外侧骨缘的形状分为尖锐、成角、圆钝或有骨性缺损。Terjesen将发育不良定义为从锐利的髋臼顶到外侧骨缘缺损以致半脱位或脱位这样一个范围，由股骨头向外侧移位决定[17]。

8.3.6　讨论

骨性髋臼覆盖率和改进的技术在北欧使用[5,8]，并作为一个组成部分被纳入北美实践指南[13]，但不包括骨缘覆盖率测量。使用一个标准的高分辨率线性探头，髂骨的图像表现为一条代表冠状髋臼中间平面的直线。使用正确的技术可以消除髂骨线弯曲，消除基线（髂骨线）获取上的任何差异。原来的骨性髋臼覆盖率和改进的技术现在在应用上没有区别，两者都使用术语骨性髋臼覆盖率[5,9]。

在单独使用骨性髋臼覆盖率或横向股骨头距离技术时，有几个因素需要考虑。病理学如骨性边缘或盂唇特征，不被考虑在骨性髋臼覆盖率定量测量中。DDH包括形态学和稳定性因素，单独使用骨性髋臼覆盖率不能充分评估定性特征[14]。使用骨化中心作为股骨头外侧位置的标志是不可靠的。股骨头是椭球体而不是球体[20]，在旋转和运动时股骨头与髋臼的关系发生改变[8,11]。此外，骨化中心并不总是位于软骨性股骨头的中央支点。这些因素，加上检查时的徒手性质和缺乏标准平面，增加了旋转扭曲和不准确的风险[8,11]。

此外，骨性髋臼覆盖率具有很大的不确定性。骨性髋臼覆盖率＞50%为正常，＜50%也可异常。骨性髋臼覆盖率在39%～51%，缺乏与正常α角的相关性；

如果介于40%~56%的包容率，也缺乏与X线片上髋臼指数的对应关系[8,15,16]。

8.4 股骨头位置

8.4.1 Shigeo Suzuki

1991年，Shigeo Suzuki及其同事发表了一种新的髋关节超声方法，从前方同时探查双侧髋关节[6]。这种方法始于简化超声解释的愿望，形成了一个解剖关系和解剖标志容易识别的视图，类似于前后位X线片。他们对638名婴儿、1276个髋关节进行了超声检查。所有超声异常或临床表现阳性的病例均获得X线片，共426例相关研究。他们使用了一个线性电子扫描仪与一个大的3.5 MHz的探头，或者，<3个月的婴儿和一个7.5 MHz的线性探头。

8.4.2 Suzuki－股骨头位置

婴儿仰卧，髋部伸展。大探头横放于耻骨前端，形成一个标准平面。标准平面显示股骨头软骨和两块耻骨，因为它们构成髋臼。这种前部入路便于在支具或石膏治疗时进行扫描[6]。

这种独特的方法便于在超声图像上的每个髋关节上画两条相对垂直的线。"P"横线通过两块耻骨前缘，"E"为P线垂直线向下延伸至每块耻骨的外侧缘，穿过"P"线。正常髋关节显示股骨头软骨位于"P"线后方，股骨头内侧接触"E"线。轻度半脱位在股骨头和"E"线之间出现间隙，表明早期的侧移。髋关节脱位在肢体外展时，通常发生前侧脱位，导致股骨头越过"P"线。在严重的情况下，近端移位的股骨头会从标准切面和超声图像中消失。在这种情况下，检查者可根据股骨近端强回声骨化确定位置。如果怀疑有脱位，在髋关节屈曲和外展时进行重复评估。在此位置，可以跟踪股骨干骺端回声，以查看股骨头是否移位[6]（图8-6）。他们的调查显示，Suzuki方法和前后位X线片髋臼指数分析或Graf评估（作者所使用的历史技术）没有明显差异。所有4例不协调、2例发育不良、2例脱位仅由超声诊断的病例，超声评估为轻度，无须治疗可自愈[6]。

8.4.3 讨论

该技术允许同时对双侧髋关节进行成像，在治疗期间易于评估[6]。然而，其未考虑髋臼的形态和动态稳定性[6,9]。该技术主要是在日本进行推广和实践应用。

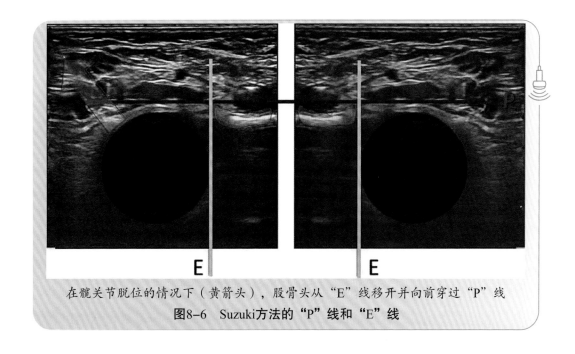

在髋关节脱位的情况下（黄箭头），股骨头从"E"线移开并向前穿过"P"线

图8-6 Suzuki方法的"P"线和"E"线

8.5 超声检查髋臼角

8.5.1 Suzuki

1993年，Suzuki等发表了他们的经验，开发了一种使用超声测量髋臼角度的新方法[21]，这是之前的文献中没有描述的。他们的设备不变，使用3.5 MHz的线阵探头。所有显示临床异常的转诊患者均通过前后位X线片测量髋臼指数。他们描述了150个髋关节（75名婴儿）的髋臼指数和超声的相关性。

婴儿仰卧，在合适的位置放置一个小腰枕，以尽量减少旋转。双下肢屈曲90°，外展30°。外展程度至关重要，因为超过30°会导致股骨近端干骺端遮挡髋臼外侧。探头平行于床，横向位于臀部的后方和下方，以观察髋臼[21]。

通过两个髋关节窝的中心图像，在"Y"形软骨之间画出一条水平线。第二条线从髋臼上端延伸到髋臼髂骨段和"Y"形软骨的交点。测量两者之间形成的角度。他们描述了超声显示髋关节发育不良髋臼顶部更浅、更垂直的方向，并在X线片上与髋臼指数表现出相当好的一致性，还检测到大多数髋臼发育不良的髋臼指数在前后位X线片上＞30°[21]。

8.5.2　讨论

这是一种基于消除辐射暴露和使用前后位X线图像角度检查的不寻常的技术。然而，它没有考虑髋臼的形态[9]，在日本以外没有得到广泛使用。X线片是三维结构的一维表示，其测量的准确性会受到位置、旋转和倾斜的影响。Suzuki及其同事认为利用超声能够得到更准确的测量[21]。

8.6　结论

有关DDH的文献中描述了几种徒手髋关节超声检查技术，并且今天还在被使用。它们通常根据其主要焦点、动态稳定性或静态股骨头位置和覆盖进行分类。开发、接受和使用在一定程度上遵循了地域划分。人们普遍认识到，DDH的发病机制以髋臼形态和髋关节稳定性为特征，评估时应致力于对两者进行仔细检查。在进行髋关节超声检查时，必须了解图像采集背后的原理、优点和缺点及使用图像采集的准确性。本书后面将详细比较这些技术与Graf方法；然而，本章旨在描述表8-1中总结的其他主要技术。

表 8-1　常见的徒手技术要点

	Harcke动态四步法	股骨头覆盖法	Suzuki前路技术
基本原则	•髋臼的正常发育取决于股骨头的位置	•评估与股骨头相关的髋臼发育	•股骨头位置
评估	•动态 •无须测量，主观确定髋臼发育和骨性髋臼覆盖率	•静态测量 •线阵探头时，Morin和Terjesen的骨性髋臼覆盖率计算相同	•双髋同时 •静态 •检测到脱位时的附加图像 •无形态
位置	•仰卧 •脚朝向检查者 •外侧入路	•仰卧 •脚朝向检查者 •外侧冠状入路 •髋关节轻微屈曲，向中间旋转和外展/内收	•仰卧 •脚朝向检查者 •髋部伸展 •大型线性探头 •前入路

续表

	Harcke动态四步法	股骨头覆盖法	Suzuki前路技术
图像	六幅图像： •横切面—中立位 •横切面—屈曲/外展位 •横切面—屈曲/内收位 •冠状面—屈曲髋臼中位 •冠状面—屈曲髋臼后唇应力位	•髋臼中股骨头的"勺上球"结构	•与前后位X线片相当
注释	•静态：正常、半脱位或脱位 •应力：正常、松弛、可脱位、可复位和不可复位	•d/D适用于正常髋关节（股骨头正常位置） •d*/D适用于髋关节半脱位或脱位 •d/D=d*/D，仅适用于正常髋关节（股骨头正常位置） •>50%的骨性髋臼覆盖率是正常的	•"P"线和"E"线，类似于Hilgenreiner和Perkin的线

（栾好梅　赵　静）

参考文献

请扫二维码
查阅

第9章

Graf的髋关节超声检查

Konstantinos Chlapoutakis, Stylianos Kolovos, Ailbhe
Tarrant, Claudia Maizen

9.1 简介

1980年，Reinhard Graf教授首次正式描述了Graf扫描技术，这是他在奥地利Stolzalpe进行试验和临床工作的结果[1]。Graf提倡将超声检查作为一种有前途的替代X线检查的方法，它没有辐射风险，并有利于早期准确地诊断髋关节脱位和发育不良。该技术自采用以来，已经经过不断地改进，这些改进主要集中在人口筛查方案、持续研究和改进设备方面。在撰写本文时，使用Graf方法的人口筛查已在几个中欧国家建立起来，并在许多其他国家得到普及；然而，他们没有一致地认可它为人群筛查指南[2-5]。

9.2 Graf方法：基础

本章中作者强烈反对将Graf方法描述为"静态技术"。

超声检查是一个动态过程，与单次X线技术完全不同。图像采集需要对多个平面进行严格评估（Graf在他的第一份出版物中将其描述为"相交平面"）[1]。此外，在对于髋臼发育不良的中心性髋关节，由检查者在检查中通过压力测试"增强"检查，以评估髋关节稳定性。

Graf方法的主要研究领域是髋臼，而不是股骨头的病理学或位置。伴或不伴有股骨头脱位的发育不良是股骨头与异常髋臼相互作用的结果。如果不及时治疗，通过发育不良髋关节传递的力将进一步导致髋关节恶化（图9-1）。因此，准确描述和量化髋臼的异常对疾病进行分期，并据此做出治疗决策是至关重要的。

9.3 Graf方法：逐步的方法

在根据Graf方法进行髋关节扫描时，严格遵守Graf的文献[6-8]中描述的标准方法及在批准的课程中教授的方法至关重要。该技术的优势和成功取决于对每个步骤的完全遵守，步骤如下（图9-2）。

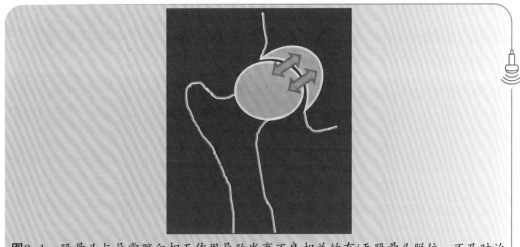

图9-1 股骨头与异常髋臼相互作用导致发育不良相关的有/无股骨头脱位。不及时治疗，通过发育不良髋关节传递的力将进一步导致髋关节恶化

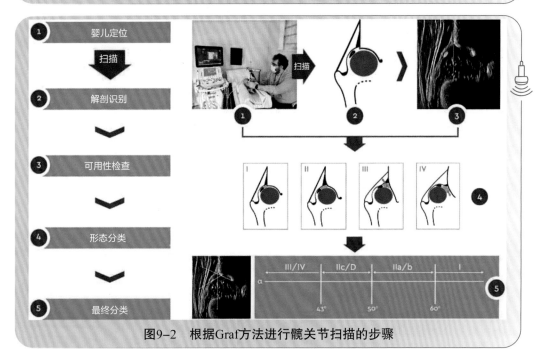

图9-2 根据Graf方法进行髋关节扫描的步骤

9.3.1 婴儿定位－扫描技术

步骤1：婴儿定位-扫描技术（包括设备的选择和图像投影）

为了对婴儿进行超声检查，要求使用高频线性探头（≥10 MHz的优先）和适于检查小器官的超声扫描仪。一旦满足这些规范，设备的选择就简单明了。对于双侧髋关节，图像的投影应始终选择右侧髋关节冠状面（与骨盆前后位X线片的右

髋关节完全相同）（图9-3）。该切面为首选，因为它对髋关节的解剖结构是否异常能进行更精确的评估[9]。如果所用的超声诊断仪不具备此切面功能，则强烈建议使用附属显示器来显示此正确切面（图9-4）。

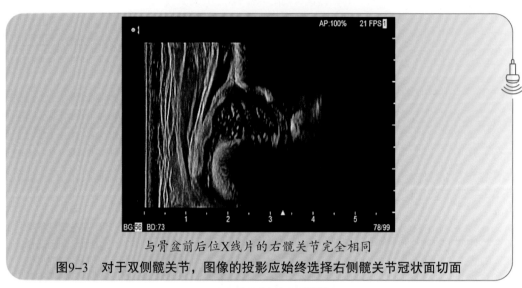

与骨盆前后位X线片的右髋关节完全相同

图9-3　对于双侧髋关节，图像的投影应始终选择右侧髋关节冠状面切面

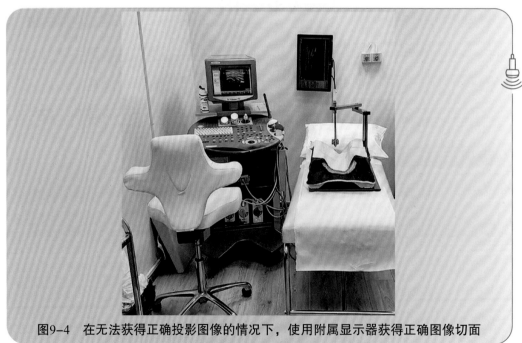

图9-4　在无法获得正确投影图像的情况下，使用附属显示器获得正确图像切面

必须使用带有探头引导系统的检查支架（图9-5）。目前，商用髋关节检查支架在几个国家都有售卖，所有这些支架都具有很高的检查性能。使用探头手柄和

探头导向装置可确保在标准平面上进行扫描，并有助于防止探头倾斜导致的错误（这可能导致误诊）。

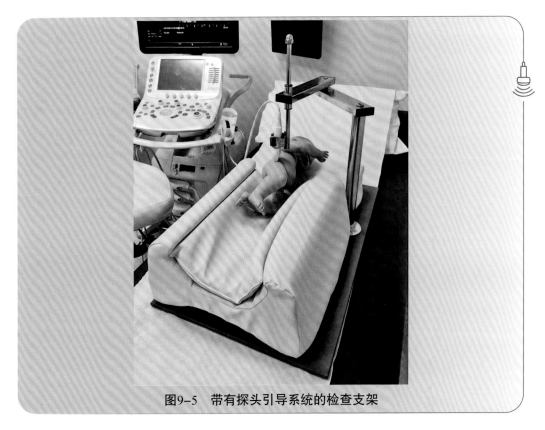

图9-5 带有探头引导系统的检查支架

教学手册中详细介绍了婴儿定位和操作技术，大多数检查者都应遵循这一技术。设备或定位的轻微修改或改变可以适应特定部门的需要；但是，在设计服务时应始终牢记定位和操作原则。

强烈反对徒手检查和仰卧位扫描，因为两者都可能导致误诊，从而造成过度治疗（由于将正常髋关节误分类为发育不良髋关节）。

9.3.2 检查清单1：解剖识别

步骤2：解剖识别

虽然新生儿/婴儿髋关节是一个非常小的结构，但超声检查提供了非常详细的解剖结构视图。如图9-6所示，在每次扫描中，某些解剖元素应始终可见，否则，该扫描被视为不能满足诊断。

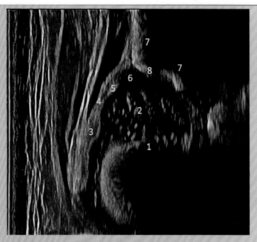

1：软骨–骨边界（这是股骨近端软骨和骨之间的边界）；2：股骨头（骨化中心可能可见也可能不可见，因此不应根据骨化中心有无判断或分类）；3：滑膜皱襞（相当于轮匝带的声像图）；4：关节囊；5：盂唇；6：软骨性髋臼顶（软骨顶、软骨）；7：髋臼顶的骨性部分（骨顶）；8：骨缘（髋臼骨顶凹凸处的转折点）

图9-6 在每次扫描中应始终可见的解剖结构

若干其他结构也可以在图像上显示；然而，它们不构成解剖学检查清单的一部分。

9.3.3 检查清单2：可用性检查

步骤3：可用性检查和倾斜效应

可用性检查是超声图像评估的一部分，它确定超声束①穿过髋臼中心；②穿过髋臼顶中部；③平行于关节面（图9-7）。因此，在每个超声图像中，必须清楚地显示：

（1）髂骨下支的存在，证明声束穿过髋臼窝髂骨的最深部分（髋关节脱位的情况除外）。

（2）髂骨平直清晰（证明声束穿过髋臼顶中部）。

（3）盂唇，证明扫描是在"标准平面"中进行的（从而确认无探头倾斜效应导致的误差）。

上述序列，即"可用性检查"，被Graf描述为"下支—平面—盂唇"序列，形成了第二个基本验证步骤，在解剖识别之后执行。任何未能通过这两项性能检查的图像都被视为不能满足诊断的图像，不应用于治疗决策或管理。在这种情况下，应再次执行扫查。

分析倾斜误差超出了本书的范围。然而，一些倾斜误差的例子显示在图9-8中。倾斜效应可能导致对扫描的错误解释，从而造成对髋关节病变的过度诊断和不必要的治疗。

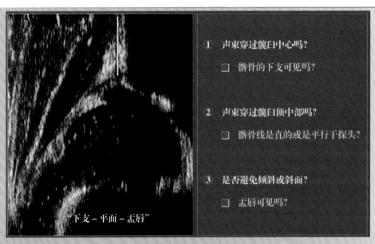

① 声束穿过髋臼中心吗？
　　□ 髂骨的下支可见吗？

② 声束穿过髋臼顶中部吗？
　　□ 髂骨线是直的或是平行于探头？

③ 是否避免倾斜或斜面？
　　□ 盂唇可见吗？

"下支-平面-盂唇"

确定超声束①穿过髋臼中心；②穿过髋臼顶中部；③平行于关节面。上述序列，即"可用性检查"，被Graf描述为"下支—平面—盂唇"序列，形成了第二个基本验证步骤，在解剖识别之后执行

图9-7　可用性检查是超声图像评估的一部分

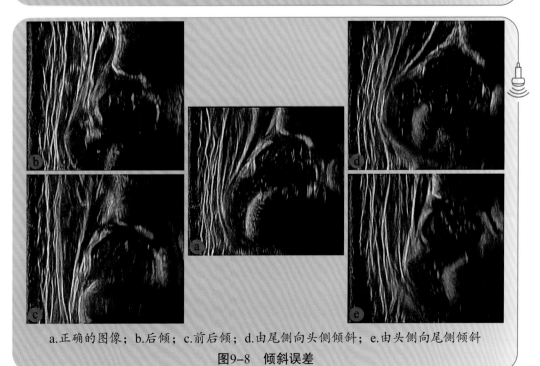

a.正确的图像；b.后倾；c.前后倾；d.由尾侧向头侧倾斜；e.由头侧向尾侧倾斜

图9-8　倾斜误差

9.3.4 形态学分类

步骤4：形态学分类

超声图像采集和定性评估后，检查者应尝试将扫描图像进行诊断分类。这是通过对髋关节进行仔细的形态学评估来完成的，其中包括以下描述。

（1）髋臼顶的骨性部分（骨顶）。

（2）软骨性髋臼顶（软骨顶、软骨）。

（3）骨缘（如前所述，髋臼骨顶凹凸处的转折点）。

虽然最终的分类更加详细，并且基于定量标准，但形态学分类仍然非常重要。形态学分类和测量之间的任何差异都应谨慎观察。换言之，检查者应通过角度测量来确认形态评估。

形态分类大致将髋关节分为4种类型，如图9-9所示，并在表9-1中进行了描述。

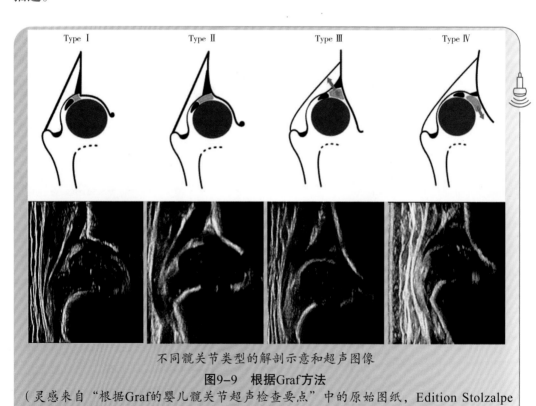

不同髋关节类型的解剖示意和超声图像

图9-9 根据Graf方法

（灵感来自"根据Graf的婴儿髋关节超声检查要点"中的原始图纸，Edition Stolzalpe Sonocenter, 2017/http://graf-hipsonography.com/hipsonography.html）

表 9-1 形态学分类（经许可改编[7]）

髋关节类型	骨顶	骨缘	软骨顶
I	发育良好	锐利/稍钝	覆盖
II	发育合适/缺陷	圆钝的	覆盖
III	发育差	扁平直	头侧移位
IV	发育差	扁平直	足侧移位
例外：II 型继发骨化	发育充分/缺陷	锐利（！）	覆盖

　　I 型髋关节是成熟髋关节。II 型髋关节是未成熟的髋关节（根据年龄，通过测量进一步对未成熟髋关节进行分类）。III 型髋关节是髋关节偏心（脱位）。IV 型髋关节是髋关节偏心（脱位）。

　　I 型和 II 型是中心性髋关节。III 型和 IV 型为是偏心性髋关节（脱位髋关节）。III 型与 IV 型髋关节的区别在于髋关节软骨顶的位置（III 型髋关节软骨顶向头侧移位，IV 型髋关节软骨顶向足侧移位）。

9.3.5 最终分类

步骤5：最终分类

图像采集/分类最后一步为根据髋关节测量和年龄进行髋关节分型。

关节的精确测量基于3条相交线形成的两个角度，如图9-10所示。

（1）骨顶线是从髂骨下支开始并与骨顶相切的延伸线。

（2）软骨顶线是从骨缘转折点到盂唇中心点的线。

（3）基线是经过在近端软骨膜移行为骨膜处向足侧并与髂骨外缘回声相切（近端软骨膜是超声术语，指由股直肌反折头、软骨性髋臼顶的软骨膜、包含脂肪垫的关节囊附丽构成的复杂回声）。

以上3条线形成两个角度。

（1）α 角是骨顶线与基线之间的夹角，量化骨顶。

（2）β 角是软骨顶线与基线之间的夹角，量化软骨顶。

通过评估 α 角和 β 角的值及其与婴儿年龄的相关性，可以形成一个表格，Graf称之为"超声波计"（图9-11）。

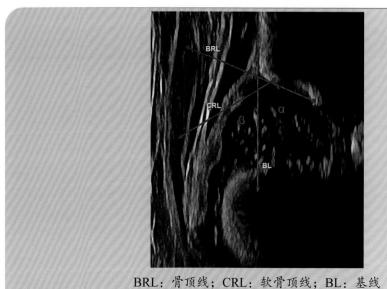

BRL：骨顶线；CRL：软骨顶线；BL：基线

图9-10　关节精确测量基于的3条相交线形成的两个角度（α、β）

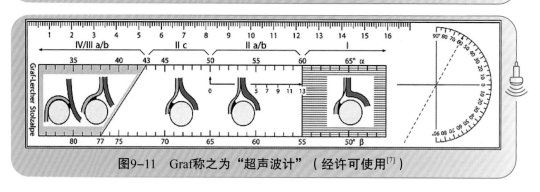

图9-11　Graf称之为"超声波计"（经许可使用[7]）

根据测量的α角，我们可以将超声波计分为3个部分（图9-12）。

（1）α角≥60°，成熟髋关节。

（2）α角为43°～59°，分类和管理最为复杂。

（3）α角＜43°，髋关节偏心（脱位）。

就分类而言，最复杂的是中间部分（α角为43°～59°）。本节进一步将其细分为2部分。

（1）α角为50°～59°。

•年龄＜12周：年龄和α角之间存在线性相关性，亚分类：Ⅱ、Ⅱa（＋）、Ⅱa（－）。

•年龄＞12周：Ⅱb型髋关节（髋关节发育不良）。

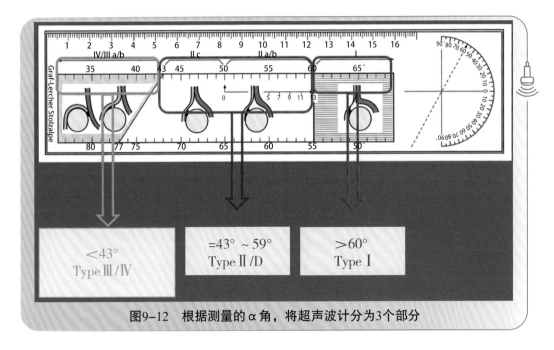

图9-12　根据测量的α角，将超声波计分为3个部分

（2）α角为43°~49°。

• 严重的髋关节发育不良（Ⅱc），但仍处于中心位置。根据手动施加应力后股骨头是否偏心的表现，进一步细分为Ⅱc型不稳定（这更常见）、Ⅱc型稳定，这称为"应力测试"。

• D型髋关节（D＝偏心）：股骨头偏心，无须施加后压力/应力测试。

9.4　Graf方法：技术优势

Graf方法的技术优势来自根据婴儿年龄对超声检查结果的解释。其他超声技术无法根据婴儿年龄解释超声结果。这一特点使Graf方法与众不同。结合年龄扫查、正确评估婴儿，是治疗成功的关键。

识别特定的解剖标志并随后使用线和角度来确认形态评估（目测），进一步保障了诊断的有效性。

"断层"扫查加上在选定的病例中进行动态评估（压力测试），有利于发现髋关节不稳定性，使治疗更具有针对性。

表9-2[10]总结了Graf方法的主要优势。

表 9-2　Graf 方法的技术优势 [10]

Graf方法的技术优势
•尽可能标准化
•可重复
•在明确定义的标准切面上进行图像采集
•允许精确评估形态
•由线和角作保障
•允许检查的不稳定性
•诊断类别与某些治疗作用相关
•预后的定义是可行的

9.5　髋关节成功扫描的关键

如上所述，婴儿体位和使用适当的扫查设备非常重要。使用线性探头和带探头导向器的检查支架可以避免严重的诊断错误。如前所述，倾斜误差（定义为探头操作不当导致的诊断误差，特别是在徒手进行检查时）是导致误诊的重要原因，可以避免。

必须使用检查清单（检查清单1：解剖识别，检查清单2：可用性检查）来评估检查的质量。只有通过质量测试的图像才可用于诊断，所有其他图像都应视为非诊断图像。

精准应用正确的测量方法是避免误分类的必要条件，误分类可能导致错误诊断（并因此造成错误治疗）。

最后且重要的一点是，应检测并记录髋关节的不稳定性。区分髋关节不稳定和正常的髋关节松弛（回弹性髋关节）[7]非常重要。对稳定髋关节正常运动的错误分类一直是不必要的重新检查的重要原因，更糟糕的是采用不必要的治疗。在骨顶骨化充分的情况下（如Ⅰ型和Ⅱa型髋关节），软骨的活动不被视为异常。这是由于上面提到的"回弹性髋关节"：股骨头是椭球体而不是球体，软骨顶是可塑的。

9.6　改良

Graf方法被批评过于复杂[9]。这主要是由于详细的诊断算法，用于髋关节类型的最终分类。

Rosendahl等提供了另一种（简化的）分类方案，将髋关节类型分为4种（或最近的3种）主要类别[11-13]：①Ⅰ型髋关节（正常髋关节）；②Ⅱ型髋关节（生理尚未成熟的髋关节）；③Ⅲ型髋关节（发育不良的髋关节）。Ⅱ型髋关节与年龄之间没有相关性（根据Rosendahl的方法分类为未成熟或轻微发育不良），因此即使在较大的婴儿中，"未成熟"髋关节也是可以接受的（然而，Rosendahl的研究中研究的人群是新生儿）。根据Graf的说法，这些髋关节的一个中Ⅱa（－）亚组如果不进行治疗，可能会导致关节发育不佳，这可能造成残余发育不良，从而在未来增加早期骨性关节炎的风险。

最近，一组瑞士儿科医师开发了另一种改进的分类方案（ABCD）[14]。该分类方案已在蒙古的大量婴儿评估中得到了应用（蒙古项目）[4]，并已成为该国新生儿普遍性筛查的基础。该分类系统与Graf分类系统的一个主要区别是稳定性评估不是常规检查的一部分，因为它不会影响治疗决策。ABCD系统，类似于前面描述的Rosendahl提出的系统，已经在新生儿群体中进行了测试，而不是在较大的婴儿中进行测试。

9.7　未来发展

多个研究小组已经开展了为髋关节超声检查开发可靠的多维（3D）扫描系统的研究工作。成功率仍然模棱两可，公布的数据可能不支持在日常临床实践中实施3D系统[15-17]。人工智能[18]的引入可能会在不久的将来改变该领域，因为扫描和诊断程序将变得自动化，并且常见的错误和困难（技术和诊断）将得到充分解决。这一事实可能会明显影响筛选政策，并使该方法应用更广泛。

9.8　结论

Graf的检查/分类方案根据婴儿的年龄提供了DDH诊断和治疗的"一站式服

务"。它无须修改或改变。35余年来，它在中欧国家得到了彻底的测试、评估和审核，并取得了巨大成功[19-21]。有效的教学系统被建立起来。如果始终如一地执行明确的检查步骤，基于解剖的分类系统将有助于更好地了解疾病，从而有助于准确诊断和有效治疗。

（赵　静）

参考文献

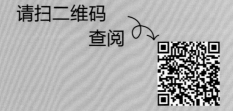

请扫二维码
查阅

第10章

超声技术的比较

Claudia Maizen, Konstantinos Chlapoutakis, Thara Persaud

10.1 简介

不同的国家使用不同的超声技术来诊断DDH。在第8章和第9章中详细描述了最常用的Graf[1]、Harcke[2]、Suzuki[3]和Morin/Terjesen[4]方法。

在本章中，我们旨在更详细地比较4种技术之间的差异，并描述迄今为止的文献如何支持Graf方法作为早期DDH的筛选工具。

10.2 技术之间的区别

10.2.1 解剖检查清单和标准平面

Graf方法是唯一使用预定义标准平面的方法。

Graf使用了2个检查清单，只有在确定了所有解剖结构（检查清单1：解剖识别），并且存在定义标准平面的3个标志点（检查清单2：可用性检查）的情况下，才能进行α角和β角的测量，并做出最终诊断（因为偏心或脱位的髋关节通常不在标准平面内，故这仅适用于中心型的髋关节，但无论是中心型还是偏心，仍需对所有髋关节完成检查清单1）。

使用标准化图像进行测量和诊断可降低扫描期间探头倾斜或使用前平面或后平面而不是通过髋臼中心的平面进行诊断导致错误的风险。

在非标准化图像中进行的任何测量都不太可能重复，也不可审核。其他技术都不需要或定义一个用于诊断的标准化平面。

10.2.2 描述α角和β角与股骨头骨性髋臼覆盖率和骨缘覆盖率的关系

大多数技术使用股骨头进行诊断，测量股骨头被骨顶覆盖的比例（骨性髋臼覆盖率或骨缘覆盖率），类似于X线上的Reimer迁移指数。

这些测量技术基于股骨头是圆形的假设，而事实并非如此。研究证实，股骨头是一个椭球体，覆盖率取决于股骨头的位置和获得的图像[5,6]。

如果存在骨化中心（ossifc nucleus，ON），也可使用Terjesen方法进行诊断。由于股骨头是椭球体，而且骨化中心不总是在股骨头的中心，因此这种测量方法可能会有问题。在超声图像上，骨化中心看起来比实际更偏外。正如Graf所描述的那样，这是由声波被反射引起的，超声不能穿透骨骼使骨骼仅最外侧部分可见，被称为半月现象。

在Graf方法中，使用骨顶和软骨顶的倾斜度（α角和β角）来诊断。超声检查时，这些测量值不受股骨头位置的影响，主要集中在发生病理改变的地方——髋臼。此外，Graf方法还使用了描述性分类，这对于评估无法始终获得标准平面的偏心髋关节尤为重要。对于脱位的髋关节，不需要进行测量，解剖学上的识别和描述可区分Ⅲ型和Ⅳ型髋关节。因为向足侧移位的软骨顶（Ⅳ型）可能是复位的障碍，所以这种额外的脱位亚分类有助于预测保守治疗能否成功。

10.2.3 发育不良与未成熟

Graf方法是上述4种方法中唯一的将年龄作为诊断因素的方法，它能区分在一定年龄下被视为正常的未成熟髋关节（Ⅱa型）、可能导致随后的脱位或持续的成人髋关节发育不良及其所有后遗症的真正的病理性发育不良髋关节（Ⅱb型、Ⅱc型）。生理上未成熟的髋关节相当于一种正常变异，这在儿科人群中得到了广泛、详细的描述，其角度测量值与正常样本人群中的平均值在2个标准偏差范围内。

对于Terjesen和Harcke方法，无论年龄大小，骨性髋臼覆盖率在33%和50%（或58%）之间分别被认为是发育不良或半脱位，随访和治疗由临床医师自行决定。

10.2.4 不稳定

Graf将不稳定性定义为在股骨头覆盖不良的情况下软骨顶变形的能力，这会导致髋关节在压力下偏心（脱位）（Ⅱc型不稳定），而Terjesen和Harcke方法将不稳定性界定为髋关节向下半脱位的距离为3 mm的能力，与髋臼形状、股骨头覆盖范围和年龄无关。Graf将在正常形状骨顶应力下的股骨头外侧移位描述为"弹性鞭打"，并认为在一定年龄和α角＞50°时是正常的。这种情况在2周以下的婴儿中很常见，同时在出生后仍受母体激素的影响。

10.3 文献综述

为了确定哪种超声方法更适合DDH的早期诊断，我们进行了系统的文献回顾。在应用纳入和排除标准后，产生了描述4种技术的8篇文章。这些论文比较了Graf、Harcke、Suzuki和Terjesen方法。

10.3.1 研究特点

许多论文比较了不同的超声技术，包括Graf和Terjesen方法[7-9]、Graf和Harcke方法[5,10]及Graf和Suzuki方法[11]。只有几篇论文研究了3种技术的相互比较——一篇比较了Graf、Harcke和Suzuki方法[12]，另一篇比较了Graf、Harcke和Terjesen/Morin方法[13]。就研究规模而言，Graf与Terjesen方法的论文包括1985个髋关节（207～1314），Graf与Harcke方法的论文调查了4280个髋关节（58～4222），Graf与Suzuki方法的单篇论文包括2450个髋关节，比较三者的论文包括416个和450个髋关节。这些方法在研究设计上存在显著差异，如超声检查时的年龄，或者是实时比较，还是通过对超声扫描时拍摄图像的回顾性解释进行比较。这些差异使得任何比较和精确评估都更具挑战性，因为髋关节的超声解剖结构随着年龄的变化而变化，除了Graf方法之外，没有任何一种技术定义了一个标准平面，以便对图像进行可靠地回顾性测量或诊断。

10.3.2 结果分析

除1篇论文外，其余论文都支持Graf方法而不是其他方法。

Czubak等使用Graf和Terjesen方法在静止图像上评估1312个髋关节。大多数婴儿在3周龄左右进行第1次扫描，在第1次扫描后每6周进行另外2次超声扫描[8]。作者指出他们假设两种方法中髋关节的超声截面足够相似。他们没有提到是否将Graf的标准平面图像用于测量，或者是否在从非标准扫描中检索的图片上进行测量（可能包括倾斜错误）。每张图片均有来自每个观察者的3个测量值。仅评估了α角和骨性髋臼覆盖率；未测量β角。α角与骨性髋臼覆盖率之间存在显著相关性，两种方法的髋关节脱位和半脱位百分比仅略有不同（Graf为3.9%，Terjesen为2.9%）。在直接比较中，Terjesen确定了2个脱位的髋关节，而16个髋关节被分类为GrafⅢ型或Ⅳ型。值得关注的是，当使用Terjesen方法时，2个GrafⅢ和Ⅳ型髋关节被归类为正常；29%的髋关节被认为是Ⅱa型髋关节，但是根据年龄，这些是正常的，而根据Terjesen的方案，14%可能存在发育不良。作者将Ⅱa型髋关节进行了分组。根据Graf方法，Ⅱa型髋关节按照年龄可归类为正常；根据Terjesen方法，其可能是发育不良髋关节。由此得出结论，Terjesen方法具有更好的敏感度和特异度，并且Graf方法可能导致过度诊断。仅对使用Terjesen方法观察者间的可靠性进行评估：两名具有超声经验的骨科医师和两名学生的骨性髋臼覆盖率系列测量平均差异为2.8%～3.9%。根据Graf方法，很难确定测量角度所需的标志，因此在Graf方法中未评估观察者之间的差异。我们不得不假设，缺乏这些标志意味着没有满足Graf法检查清单的要求，在评估中使用了非标准化扫描。

Falliner等还比较了Graf方法和Terjesen方法[9]。这项研究包括232名<4天龄的新生儿。两名检查者进行重复性评估，他们在静态图像上评估髋关节，并显示骨性髋臼覆盖率的变异性大于α角[9]。结果表明，当使用Terjesen方法时，病理性髋关节的比例更大（4.1%，而Graf方法为1.3%）。作者得出结论，Graf方法结果与中欧报告的DDH发病率（1%~2%）相关性更好，Terjesen方法可能导致过度诊断[9]。观察者间的可靠性在两种方法中是相等的，而观察者内的重复性在Graf方法中更好。另一篇比较Graf和Terjesen方法的文章由Peterlein等发表，他检查了1~8天龄新生儿的207个髋关节[7]。由一名经验丰富的儿童骨科医师、一名高年资骨科医师和一名医科学生对414个髋关节的828张标准图像进行评估，总计评估了2484张标准图像。每个研究人员对每个髋关节进行2次测量，并在4周后由同一个人进行盲评。出于分析的目的，本文将Graf的分类分为正常（Ⅰ型）、未成熟（Ⅱa型）、轻度发育不良（Ⅱc型和D型）和重度发育不良（Ⅲ型和Ⅳ型），因为作者推断，只有在各组分类一致的情况下，才能对研究进行比较。通过Terjesen方法，本研究未发现病理性髋关节；根据Graf方法，作者发现31个正常但生理上未成熟的髋关节，1个髋关节有轻微发育不良。作者得出结论，Graf方法与欧洲报告的DDH发生率（7.5%的未成熟髋关节和0.2%的发育不良髋关节）具有更好的相关性[7]。α角的一致性最高，其次是β角，最后是骨性髋臼覆盖率。经验丰富的儿童骨科医师对Graf分类具有最准确的可重复性，而医学生对Terjesen方法可重复性最佳。研究者的测量值之间无统计学上的显著性差异[7]。作者引用了培训课程后可重复性改善的报道，并强调了充分培训的重要性[14]。

最后，Irha等随机选择了50名婴儿并使用Terjesen/Morin方法测量了α角、β角及骨性髋臼覆盖率，这些婴儿因疑似DDH而被转诊至他们的机构[13]。由于测量值的预期差异，婴儿被平均分为2个不同的年龄组：第1组为3个月以内，第2组为3~12个月。所有测量均按照Graf法的标准平面进行。两个年龄组的测量结果均无显著差异。之后，作者使用Terjesen/Morin和Graf分类将髋关节分为正常和异常。在一个病例中，3个月以上婴儿的α角相差1°，诊断从Ⅰ型髋关节变为Ⅱb型髋关节（60°和59°），但Graf的描述性分类有助于做出明确的治疗决定。采用Terjesen/Morin分类法，第1组中被归类为临界型的婴儿比例（42%）高于第2组（18%），并且在重复测量同一髋关节时，更大比例的婴儿髋关节类型从疑似发育不良改变为正常或从疑似发育不良改变为异常。尽管Terjesen/Morin分类在检测完全正常或脱位的髋关节方面非常可靠，但存在广泛的临界病例，包括发育不良、未成熟（但根据年龄来说是正常的）和正常髋关节。这将使治疗决策更加困难和依赖检查者。这也需要对大量婴儿，特别是3个月以下的婴儿进行随访，而在这两个年龄组中，可以通过Graf方法及早制定明确的治疗策略。

有2篇论文使用Graf和Harcke方法比较骨性髋臼覆盖率。

Fan等研究了4222名年龄为3天到7个月婴儿的髋关节，除根据Harcke[5]方法进行稳定性评估外，还评估了侧卧屈曲位和中立位的骨性髋臼覆盖率[5]，超声检查由一位接受过Graf和Harcke方法培训的检查员进行，随后由两名训练有素的医师重新评估图像和视频。在中立和屈曲位，骨性髋臼覆盖率与α角之间存在强正相关，但在中立和屈曲位的D值（用于测量骨性髋臼覆盖率）、不稳定髋关节中立位和屈曲位下的d值存在显著统计学差异。只有稳定髋关节在中立和屈曲位的D值差异无统计学意义[5]。尽管骨性髋臼覆盖率的测量和Graf方法都被认为是检测DDH的合适技术，但作者提醒说，骨性髋臼覆盖率的测量值因髋关节的位置不同而显著不同，他们的解释为股骨头在几何上是一个椭球体而不是球体。作者指出，根据Harcke方法用主观经验测试髋关节稳定性，缺乏定量指标。他们建议增加距离D值的额外测量（用于测量骨性髋臼覆盖率），以弥补Harcke方法的缺陷。

Jomha等报告了他们比较Graf和Harcke方法的结果[10]。三名医师（一名骨科住院医师、一名儿童骨科医师和一名放射科医师）评估了29名出生后1天至5个月婴儿的58张静态髋关节超声照片。排除了5幅质量差的图像。没有说明照片是否按照Graf的要求在标准平面上拍摄。每位检查者以随机的方式完成了2次测量。检查者内的一致性分析显示放射科医师对于α角的测量最可靠（尽管Graf认为平面可能不正确），其次可靠的测值是β角和骨缘覆盖率（分别为0.89、0.86和0.82）[10]。儿童骨科医师（0.11、0.51和0.29）和住院医师（0.14、0.22和0.18）对这3个测值的可靠性显著减低，表明测量值之间的相关性非常低[10]。方差分析显示，当测试者测量同一髋关节的α角、β角和骨缘覆盖率时，它们之间存在显著差异。不同组合的测试者之间差异仍然显著。当将测量值转化为治疗指标时，α角的阈值为55°，该论文指出住院医师测量值显示22个髋关节需要治疗，儿童骨科医师测量值显示9个髋关节需要治疗，放射科医师测量值显示8个髋关节需要治疗。检查者以相同的扫查方法重新测量时，17%的病例治疗决定会发生改变。根据Harcke方法，骨缘覆盖率＞58%的髋关节为正常，而骨缘覆盖率＜33%的髋关节为病理性。骨缘覆盖率介于33%和58%之间的髋关节属于潜在病理性的模糊区域，治疗决定必须由检查者单独做出。在这项研究中，根据Harcke的评估，所有髋关节中有95.4%需要随访，作者表示这对于任何潜在的异常来说都是非常高的占比。作者认为，Harcke方法虽然可重复，但无法对DDH进行临床上有用的分类。Graf方法被认为是婴儿髋关节发育不良的可靠分析方法，但本研究未检测其临床有用性。作者强调了培训和频繁使用这两种方法的必要性[10]。

Diaz和Abril等检查了5个月以下婴儿的750个髋关节，比较了Graf和Suzuki方法[11]。结果表明，Suzuki与Graf方法中的Ⅰ型、Ⅱa型相对于年龄是正常的髋关节，D型、Ⅲ型和Ⅳ型髋关节的相关性最好，而与Ⅱb型和Ⅱc型髋关节相关性较小。在65个Graf法Ⅱb型髋关节中，根据Suzuki方法，24个被诊断为半脱位，41个正常。在33个Graf法Ⅱc型髋关节中，根据Suzuki方法，24个被诊断为半脱位，9个被诊断为脱位。作者提示Suzuki方法广泛用于区分正常和异常髋关节。然而，他们认为Suzuki方法的参考点很难定位，且无明确定义（"E"线），因此对于检测偏心或半脱位的髋关节没有用处。Graf方法的参考点也不容易检测，但定义明确，这使得该方法成为婴儿髋关节筛查非常有用的工具。作者建议，Suzuki方法可用作附加工具，在检查时不必移除支具，可以在佩戴挽具时评估股骨头位置[11]。

Diaz、Cuervo等使用Graf、Harcke和Suzuki方法分析了208名5个月以下疑似髋关节病变和有阳性危险因素婴儿的416个髋关节[12]。在标准平面的静态图像中使用Graf分类。根据Graf方法确定了210个正常髋关节和108个Ⅱa型髋关节，Suzuki方法与之非常吻合，Suzuki方法也发现这些髋关节都是正常的。另外，30个Ⅱb型髋关节中，Suzuki方法发现19个正常、1个轻度脱位；18个Ⅱc型髋关节中，Suzuki方法发现12个轻度脱位、6个完全脱位；30个D型、13个Ⅲ型和7个Ⅳ型髋关节，Suzuki方法均诊断为脱位。使用Harcke方法进行动态超声评估，显示GrafⅠ型（210髋关节）和Ⅱb型（30髋关节）髋关节均正常；根据Harcke方法，11个半脱位髋关节对应GrafⅡa（＋）型，18个半脱位髋关节对应GrafⅡc型，25个半脱位髋关节及5个脱位髋关节对应Graf D型，10个半脱位髋关节及3个脱位髋关节对应GrafⅢ型，7个脱位髋关节对应GrafⅣ型。结果显示，在3种技术中，GrafⅠ型与正常髋关节及Ⅳ型与脱位髋关节之间的相关性最大。作者得出结论，Graf方法是理想的方法，但与Suzuki和Harcke方法相结合可能会增加更多的价值[12]。

10.3.3 讨论

当对所有论文进行综合分析时，除了1位作者外，其余作者都认为Graf方法是最有效的DDH超声筛查工具（表10-1）。

表 10-1　文献分析结果显示哪种方法在可靠性、灵敏度/特异度、重复性上更好及整体首选方法

文章	整体可靠性	灵敏度/特异度	观察者间重复性	观察者内重复性	首选方法	评论
Czubak等（Graf vs. Terjesen）	相等	Terjesen	Graf没有测量过	N/A	Terjesen	作者更喜欢Terjesen方法，因它更容易，Graf方法可导致过度诊断（本研究将髋关节Ⅱa归为病理型）
Falliner等（Graf vs. Terjesen）	相等	Graf	相等	Graf	Graf	Graf方法的结果与髋关节发育不良的发生率相关性更好，Terjesen可导致过度诊断。总的来说，Graf方法有更好的结果
Peterlein等（Graf vs. Terjesen）	Graf	N/A	Graf描述性的分类	Graf	Graf	Graf方法的结果与DDH的发生率更匹配
Irha等（Graf vs. Terjesen）	相等	Graf	N/A	N/A	Graf	骨性髋臼覆盖率测量不适合筛选，Graf方法更好
Diaz and Cuervo等（Graf vs. Harcke vs. Suzuki）	Graf	N/A	N/A	N/A	N/A	Graf方法相较于其他方法，不会漏诊DDH
Jomha等（Graf vs. Harcke）	N/A	N/A	相等	Graf培训检查者	N/A	Graf方法的分析可靠，Harke方法不如Graf方法实用

续表

文章	整体可靠性	灵敏度/特异度	观察者间重复性	观察者内重复性	首选方法	评论
Fan等 （Graf vs. Harcke）	N/A	N/A	N/A	N/A	Graf	Harcke方法与Graf方法相关，不同位置髋关节的骨性髋臼覆盖率有明显的统计学差异
Diaz and Abril等 （Graf vs. Suzuki）	N/A	N/A	N/A	N/A	Graf	Graf方法在筛查中更有用，Suzuki方法联合超声对使用支具/外展支架者有用

在定量分析方面，Falliner和Peterlein等发现Graf方法比Terjesen和Harcke方法使用的骨性髋臼覆盖率具有更高的重复性和可靠性。Diaz和Cuervo等也认为Graf方法比Harcke和Suzuki方法[12]具有更高的重复性和可靠性。Irha和Czubak等发现两种测量方法在定量分析方面是等效的，反复测量α角、β角及骨性髋臼覆盖率，没有显示任何统计学差异[8,13]。

研究设计、受检儿童年龄的差异，以及作者是回顾性使用超声图像还是实时分析扫描，都会对结果产生影响。检查者在特定超声技术方面的经验也影响了一些研究的结果。这并不奇怪，因为其他研究表明，充分的培训使测量可靠性更高。Hell等使用Graf方法评估了参与者在髋关节超声基础、高级和最终课程后的观察者间和观察者内的可靠性和学习曲线，课程参与者的可重复性逐渐提高[14]。

Jomha等发现，与骨缘覆盖率相比，训练有素的检查人员（放射科医师）应用Graf方法的α角和β角时，观察者内部的可靠性更高[10]。在训练较少的检查者（骨科住院医师和儿科骨科医师）中，β角比骨缘覆盖率显示出更好的结果，其次是α角。关于治疗决策，经验丰富的检查者也表现出更好的一致性。作者发现，在对同一髋关节进行重复测量后，住院医师在48次中有22次超过了开始治疗的55°（α角）临界值，而骨科医师和放射科医师在48次中分别出现了9次和8次。这意味着在本研究中，更有经验的检查者在17%的病例中改变了他们对治疗的决定。当使用骨缘覆盖率和Harcke方法时，绝大多数髋关节（275/288）被归类为潜在的发育不良，必须进行重复扫描，使95.4%的病例由检查者决定是否治疗。作者认为通过对培训过的检查者进行重复性研究，发现其相对于所有检查者和所有测量值的统计学差异，培训过的检查者的观察者间重复性更有意义[10]。Falliner等[9]也证明了在经过训练的检查者中，观察者之间的α角可靠性更好，而Peterlein等[7]证明了所有检查者对α角的重复测量总体上更一致。这意味着要提高没有经验的检查者的可靠性，需提供足够的培训。

有趣的是，Czubak等只测量了Terjesen方法的观察者间可靠性，因为据报道，Graf方法所需的标志无法通过他们的超声图像识别[8]。Graf方法的标志引起了人们的注意，即超声图像不是标准切面时，根据Graf方法进行的任何测量都无效，并可能导致错误诊断（在大多数情况下是过度诊断）。作者还将Graf II a型髋关节（不成熟但根据年龄来看正常）标记为发育不良，并得出结论，用Graf方法诊断的髋关节发育不良率较高，包括 II a型髋关节，意味着Terjesen方法具有更高的敏感度和特异度[8]。Falliner等发现Terjesen方法组（4.1%）的髋关节异常数多于Graf方法组（1.2%），并得出结论，这与欧洲1%~2%的DDH预期发病率有更好的相关性。Biederman等公布了他们在奥地利用Graf方法进行普遍性筛查的结果，报告了类似的异常髋关节发生率，引用了1%的治疗率[15]。

Falliner和Irha等对灵敏度和特异度进行了正式评估，他们发现Graf方法在两种情况下均更优[9,13]。虽然骨性髋臼覆盖率对于正常和脱位的髋关节非常特异，但绝大多数髋关节属于中间区，没有进一步分类，需要随访，直到髋关节明显发育正常或异常。因此，治疗决定取决于实行者，而不是标准化检查。作者得出结论，骨性髋臼覆盖率不够敏感，无法区分正常发育和发育不良的微小差异，因此不适合临床应用和筛查。

Jomha等[10]认为尽管Graf方法复杂，但明确定义的测量参数增加了观察者间的可靠性。这是实施筛查计划时的一个重要因素，作者认为这是Harcke方法所欠缺的。

Diaz和Abril等[11]报道，Suzuki方法可以明显区分正常和脱位髋关节，但参考点难以定位，也没有明确的定义，因此很难区分半脱位或侧化髋关节与正常髋关节。作者得出结论，Graf方法是可靠和明确的，因此更适用于新生儿髋关节的筛查。然而，Suzuki方法可以提供额外的益处，如评估使用吊带的髋关节时，由于Suzuki方法使用的是冠状面，因此在检查过程中不需要拆除吊带，并且可以轻松评估治疗时的髋关节位置。

10.3.4　总结和结论

这篇综述明确了测量 α 角和 β 角的Graf方法比其他技术更可靠，8位作者中有7位推荐。这是唯一一种测量软骨性髋臼和骨性髋臼倾斜角并提供髋臼发育定量数据的技术。线性参数，如骨性髋臼覆盖率，提供关于股骨头相对于髋臼位置的信息，而不是关于髋臼形状的信息，这使得骨性髋臼覆盖率方法对发育不良髋关节不太敏感。髋关节的位置不同，骨性髋臼覆盖率或骨缘覆盖率也有显著差异，因为股骨头是椭球体而不是球体[5,6]。尽管骨性髋臼覆盖率技术对正常髋关节高度特异，但问题是大量髋关节属于中间类别。因此，需要进一步随访，因为这些髋关节发育情况为病理或正常都有可能。值得怀疑，尤其是年龄在3个月以下，此时髋臼成熟的速度最快，这是检查出病理性发育不良并成功应用正确治疗的最佳时机。Graf方法将超声角度测量值（髋臼发育的定量描述）与年龄相关联。这使得可以量身定制治疗方案，减少过度治疗和漏诊的风险。与其他技术相比，Graf方法根据年龄明确定义正常和异常之间的界限，允许对未成熟髋关节进行较少且策略性的随访，因为它明确定义了何时需要达到某些标志（例如，第12周 α 角为60°），以及髋关节是否在成熟和发育的"轨道上"［Ⅱa（+）型，Ⅱa（-）型］。

（赵　静　张　雷）

参考文献

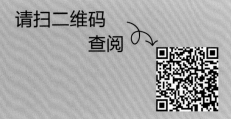

请扫二维码
查阅

第11章

基于超声的治疗

Stylianos Kolovos, Claudia Maizen, Maurizio De Pellegrin,
Richard Placzek

11.1 超声引导下治疗的基本原理

为了能够成功治疗，任何治疗方法都应当遵循一项基本原则，即在达到治疗目标的同时，尽可能地减少不良反应。在DDH的病例中，治疗的有效性取决于开始时的年龄和婴儿年龄、病理严重程度而选择的正确治疗方案。想要消除不良反应：第一，仅在必要时进行治疗；第二，治疗仅持续必要的疗程；第三，也是最重要的，在治疗期间正确固定髋关节，并定期检查髋关节复位情况。以上所有内容将在下文中讨论和阐明。

在DDH的病理学和治疗方面，Graf方法的超声检查技术使我们对髋臼透明软骨顶的作用有了更好的理解[1-3]。与增加宽度的"Y"形软骨相比，透明软骨顶增加了髋臼窝的深度。透明软骨顶必须不受干扰才能正确地形成新骨，应消除和逆转正在脱位的或已经脱位的股骨头对其的不利影响，这些不利影响在孕期尤其是分娩后会使其变形。

为了实现上述目标，必须遵循某些步骤。首先，在我们进一步讨论这些问题之前，有必要强调开始治疗时间的重要性。治疗应在确诊后立即开始，不应拖延。此前，有人主张推迟治疗以避免股骨头缺血性坏死，但提出这一建议的最后一篇论文发表于2005年[4]，仅代表了少数人的观点。而这前后有许多研究和荟萃分析，都主张尽早开始治疗[5-11]。早期治疗时进行闭合或切开复位都是安全的，迄今为止，骨化中心的存在或不存在与股骨头缺血性坏死发展之间的相关性尚无法证实[12,13]。因此，不支持延迟闭合或切开复位治疗。

目前已知，早期治疗（3月龄以内）可获得更高的治疗成功率、更短的治疗时间、更低的股骨头缺血性坏死风险、更低的再脱位率、更低的切开复位率及更少的额外骨盆或股骨截骨术[9,10,14-16]。就成功率而言，有足够的数据表明，4~6周龄后开始治疗不能保证100%的成功率，开始治疗的时间应在此之前。事实上，对于严重发育不良的髋关节，在出生后2周内开始治疗是获得正常髋关节的最佳机会[17]（图11-1，图11-2）。此外，髋臼如果残存任何微小异常（最有可能在晚期治疗后发生）都可能导致成年后的髋关节骨性关节炎[18]。

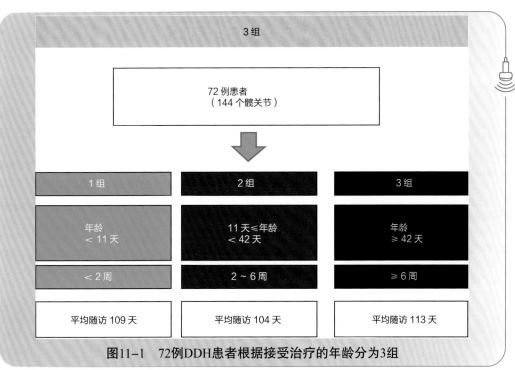

图11-1 72例DDH患者根据接受治疗的年龄分为3组

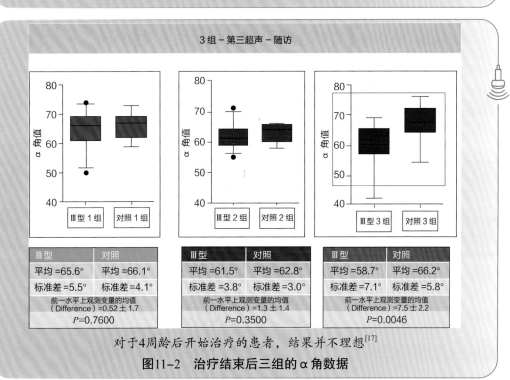

对于4周龄后开始治疗的患者，结果并不理想[17]

图11-2 治疗结束后三组的α角数据

11.2 治疗步骤

治疗步骤包括准备（如果需要）、复位、复位的维持和成熟（表11-1）。

11.2.1 准备

在现代实践中，这一步骤不应出现，除非在未经治疗的未能早期发现的病例中，已经出现软组织和肌肉挛缩。它包括一系列广泛的干预措施，从理疗和指导下的运动到牵引，甚至单独或联合行内收肌肌腱切断术，为复位做准备[19]。这一步骤的时长是一个有争议的问题，其持续时间从1天到2天到数周不等[20-22]。关于牵引的益处和风险、治疗的持续时间及牵引的方向（纵向牵引/上悬牵引，图11-3），文献中都存在争议。目前还没有很好的对照研究将牵引的效果作为单一变量进行分析。许多支持它的证据都是轶事，许多文献表明是否采用牵引在成功减少或避免股骨头缺血性坏死上没有差别[23-25]。因此，无法证明牵引改变了DDH治疗的结果。

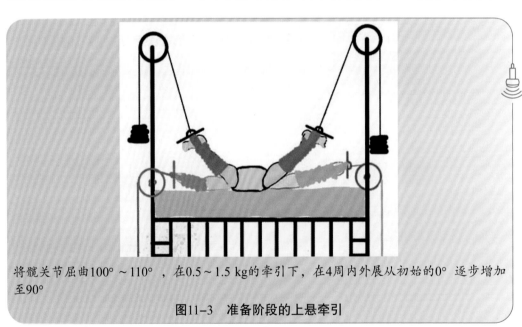

将髋关节屈曲100°～110°，在0.5～1.5 kg的牵引下，在4周内外展从初始的0°逐步增加至90°

图11-3 准备阶段的上悬牵引

11.2.2 复位

复位股骨头并逐步形成正常的髋臼是治疗的目标，两者相互依存。婴儿周龄越小，股骨头被复位的机会就越大，髋臼达到正常发育水平的机会也就越大。所有偏心髋关节，即D型、Ⅲ型和Ⅳ型髋关节，都需要复位。

在D型和Ⅲ型髋关节中，透明软骨顶部受压，一般不是高位脱位，因此复位并没有多少阻碍。复位应该并不复杂，一般只需简单的外展和屈曲髋关节的动作。
髋关节超声检查很容易确认是否复位（图11-4）。

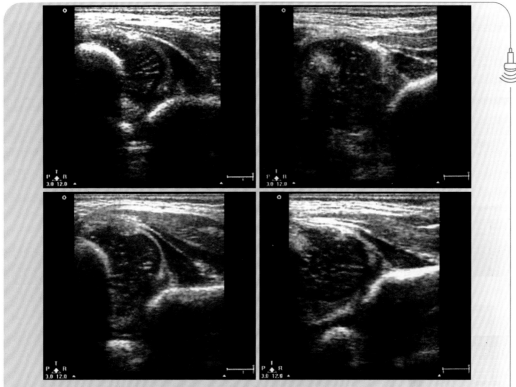

图11-4　新生儿双侧Ⅲ型髋关节，通过轻度牵引和屈曲/外展手动复位，可以轻松通过髋
关节超声观察确认复位情况。由住院骨科矫形外科医师进行操作

表 11-1　总结了 Graf 各型髋关节的复位、保持和成熟 3 个步骤的应用

类型		治疗	超声随访
Ⅰ	a	×	×
	b	×	×
Ⅱ	a+	×	√
	a-	√—成熟	√
	b	√—成熟	√
	c	√—可能需要保持—成熟	√
D		√—复位—保持—成熟	√
Ⅲ	a	√—复位—保持—成熟	√
	b	√—复位—保持—成熟	√
Ⅳ		√—复位—保持—成熟	√

然而，在IV型髋关节中，透明软骨顶被向下压，阻塞了入口，使股骨头不能进入已经发育不良和有缺陷的髋臼。而且当脱位时间较长时，随着股骨头的位置越来越高，进一步阻碍复位的因素就越多，如脂肪软组织、塌陷的关节囊、肥大的圆韧带（图11-5），甚至是腰大肌肌腱。然而最近的MRI证据表明，以前提出的这些阻碍复位的因素，发生频率比以前假设的要低得多。现在认为闭合复位失败的最常见原因是股骨头和髋臼之间的不匹配[11,26]。在这种情况下，如Pavlik吊带之类的支具可以促进复位，即通过持续地旋转股骨头使其位于"门口"，直到把空间撑开。膝盖上方的髋关节石膏可以达到相同的效果。当使用"人字形"石膏时，有一些方法可以帮助观察髋关节复位的情况。使用"人字形"石膏后拍摄的X线片可以显示干骺端或股骨头位于髋臼窝外侧的一小段距离（"门口"，图11-6）。关节造影（图11-7）或MRI扫描（图11-8）可以帮助获得更可靠的信息。在此需要强调的是，过去"盂唇内翻"被认为是成功复位的障碍。我们现在知道盂唇不会翻转，也不会失去与股骨头的接触。事实上，脱位时，盂唇存在营养不良；复位后盂唇恢复正常大小，可能为恢复中的髋关节提供更多的稳定性[4]。

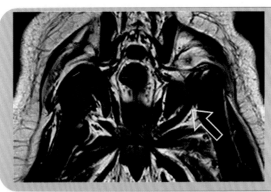

左侧圆韧带肥大和变长，成为复位的机械障碍（空箭头）

图11-5　MRI

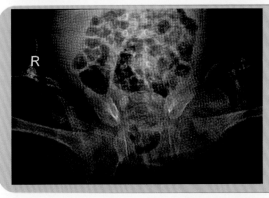

L型髋关节，IV型髋关节，"人字形"石膏固定，股骨干骺端位于"门口"

图11-6　3月龄的患儿

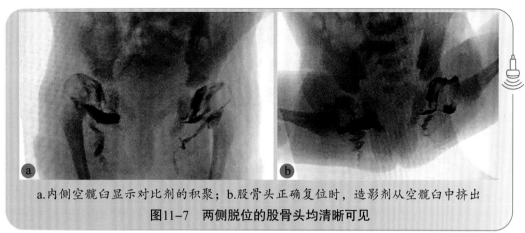

a.内侧空髋臼显示对比剂的积聚；b.股骨头正确复位时，造影剂从空髋臼中挤出

图11-7　两侧脱位的股骨头均清晰可见

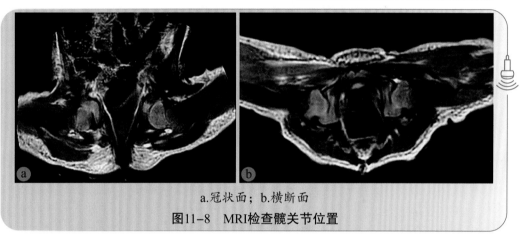

a.冠状面；b.横断面

图11-8　MRI检查髋关节位置

在更复杂情况下，通常是较大的婴儿（月龄超过6个月），更可能需要切开复位。脱位持续的时间越长，实现闭合复位就越困难，并且在尝试复位时施加的压力损坏股骨头的风险就越高。关于何时不应尝试闭合复位和何时应选择切开复位，文献中没有明确的限制。一些作者建议年龄限制为1岁[27,28]，其他作者认为可以2岁[29]或3岁[30]。

11.2.3　维持

复位的股骨头必须在该位置保持一段时间，直到达到以下目标：首先，撑大的关节囊应"变厚"并包绕股骨头，提供一定的稳定性；其次，更重要的是，透明软骨顶应该从变形力的影响中恢复，从而形成正确形状的骨质顶；最后，髋臼边缘骨下沉，使得髋臼获得将股骨头保持在适当位置的能力。每个（曾经脱位的）D、Ⅲ和Ⅳ型髋关节及任何Ⅱc型不稳定髋关节都需要保持这一步骤。为了使股骨头保持在原位，髋关节必须至少屈曲90°甚至100°，并且每个髋关节必须外展45°~50°。这个体位下，髋关节和关节囊周围的肌肉及腰大肌都放松了，供应股骨头的血管也不会收缩[31,32]。超过90°的屈曲可以使股骨头被向下压而不压缩。这避免了关节内高压力，这种高压力会带来缺血性坏死的风险。还避免了原本会在髋臼顶和股骨头之间产生的直接压力。髋关节外展越多，保持复位的机会就越大，但股骨头坏死的机会也越大。

这一解释是基于股骨头内部存在含有血液的血窦，血窦内血液会通过持续的压力而清空，过度外展会产生这种压力，导致缺血和坏死。此外，应避免髋关节的强制内旋，尤其是在使用与髋关节外展相结合的人字石膏固定的情况下，因为这个体位会进一步增加关节内压力。这是由于坐股韧带和髂股韧带外侧支在内旋时收紧，同时外展会使坐股韧带受到额外张力。然而，屈曲时，对这些坚韧的韧带施加的张力最小，并增加了其对外展的耐受性。外展不应超过50°，即所谓的"安全区"[32-34]。

蹲位的"人字形"石膏是保持复位的一个很好的方法。石膏模具有显著的优势，即它不受父母的影响，如果应用得当，还能允许股骨头进行旋转同步的微运动。应在上述体位时使用膝盖以上的"人字形"石膏。这个体位使股骨头可以旋转，而膝以下肢体的重力刚好会使其内旋。这种放置是有利的，因为这个年龄的股骨颈是前倾的。无论如何，不应有股骨头进出髋臼的运动，因为这会对（正在修复的）透明软骨顶产生有害影响。这种运动会破坏这种软骨，最终会进一步损害它。在较大的婴儿中，石膏可以包到小腿。复位后，文献中建议"人字形"石膏应保持4~8周[30,35,36]。

商品化的屈曲外展支具也可用于相同目的，最流行的是著名的Pavlik吊带（图11-9）。该装置的优点是它可以使下肢保持蹲姿，同时允许旋转运动，并且婴儿尝试伸展弯曲膝盖时会产生一个力，将股骨头引导到髋臼中。因此它被认为是一种"动态复位装置"，也适用于复位的维持阶段。然而，它的缺点是容易受到父母操作的影响，并且需要经常调整。

许多其他支具（如Tubingen夹板）已经生产出来并已投入使用，用于保持阶段，使用时同样需要谨慎。

对于这一阶段的治疗，4周的时间通常就足够了。在这段时间结束时，应取下石膏并进行超声检查（图11-10）。对于其他商业屈曲外展支具，应每10~14天进行一次定期监督随访，直至1个月的治疗完成。在婴儿佩戴该支具时进行超声检查非常困难，超声可以提供的唯一信息是股骨头是否已复位。在治疗期间移除支具以获得超声图像是不合理的。

在保持阶段之后，治疗进入最后一个阶段——成熟阶段。

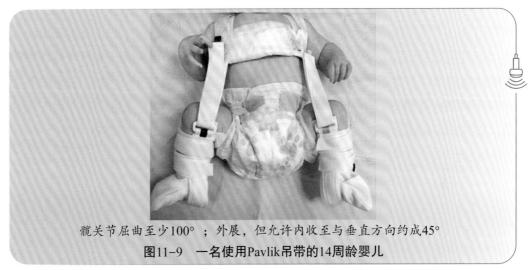

髋关节屈曲至少100°；外展，但允许内收至与垂直方向约成45°

图11-9 一名使用Pavlik吊带的14周龄婴儿

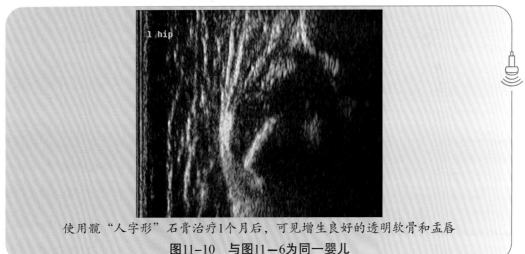

使用髋"人字形"石膏治疗1个月后，可见增生良好的透明软骨和盂唇

图11-10 与图11—6为同一婴儿

11.2.4 成熟

成熟是指将存在病理性改变但仍稳定的髋关节转变为正常的Ⅰ型髋关节。稳定的髋关节包括所有经历复位和保持的髋关节（曾是Ⅳ型、Ⅲ型、D型、Ⅱc不稳定型、Ⅱc稳定型、Ⅱb型和Ⅱa型）。所有的屈曲外展支具都可以达到这个目的，

但由于现阶段需要运动，因此"人字形"石膏不是首选。Pavlik、Mittelmayer、Graf或Tubingen支具将是最佳选择。成熟阶段应持续到两个髋关节都为Ⅰ型。婴儿接受治疗的时间越早，所需的治疗时间就越少，因为更小的周龄时发育的潜力更高。Tschauner等发表的成熟曲线很好地证明了这一点[8]。Ramsey的一项经典研究表明，如果治疗在婴儿出生后的第1个月开始，平均治疗3～6个月就足够了；而如果治疗在婴儿出生后1～3个月开始，则需要7个月的治疗；如果婴儿在出生后3～6个月开始治疗，这段时间将增加到9个月[37]。治疗开始越早，关节恢复正常的可能性就越大[17]。如前所述，治疗结束时双侧髋关节均应达到Ⅰ型（图11-11）。然而，监测应继续进行，理想情况下，直到骨骼成熟。髋关节超声检查将发挥作用，直到看不到髂骨下支的骨化中心。

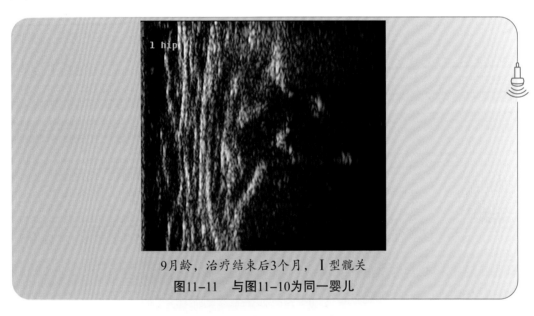

9月龄，治疗结束后3个月，Ⅰ型髋关

图11-11　与图11-10为同一婴儿

11.3　晚期病例的处理

髋关节发育的关键部分是透明软骨顶，如上所述，它是一种产生骨骼并增加髋臼深度的骺板。透明软骨顶受到股骨头异常压力的时间越长，形变就越大，从而减少成功闭合复位和正常髋臼发育的机会。此外，髂腰肌肌腱、脂肪软组织、关节囊肥大、肌肉挛缩等其他障碍进一步增加了复位难度。一般来说，如前所述，6月龄以上的婴儿需要接受以下一项或多项或全部操作：初步牵引、内收肌肌腱切断术或切开复位。牵引的价值及最重要的障碍一直存在争议。使用牵引、进行肌腱切断术或直接进行切开复位的决定将取决于外科医师的偏好和经验。最重要的一点是对病理和每个决定背后基本原理的理解。股骨头必须在不受过大压力的情况下复位到髋臼；否则，它的血窦会塌陷，并随之发生坏死。一个合理的策略可以是几天到几周的初步牵引，然后进行关节造影。如果股骨头仍未复位，应进行切开复位。同样，也可以进行肌腱切断术，应用"人字形"石膏，然后进行MRI检查以确定复位是否成功。一些作者主张缩短股骨而不是牵引[38]。由于存在股骨头坏死的风险，必须在外展不超过50° 的情况下实现并保持复位。如果闭合复位不能成功，则需要切开复位。成功复位（开放或闭合）后，还须"人字形"石膏治疗数月。关于DDH后续处理的进一步讨论，读者可参考第12章。

（张　雷）

参考文献

请扫二维码
查阅

第12章

进一步的治疗

Richard Placzek, Claudia Maizen, Maurizio De Pellegrin,
Stylianos Kolovos

12.1 简介

继第11章之后，本章概述了Graf Ⅲ型和Ⅳ型髋关节脱位的治疗选择范围（图12-1）。此处所说的手术特指一些微创手术案例，如第11章所述。另外，本章还探讨了生长发育期间髋关节发育不良的进一步治疗。

包括上悬牵引、闭合复位或切开复位，必要时可进行矫正股骨或骨盆截骨术。

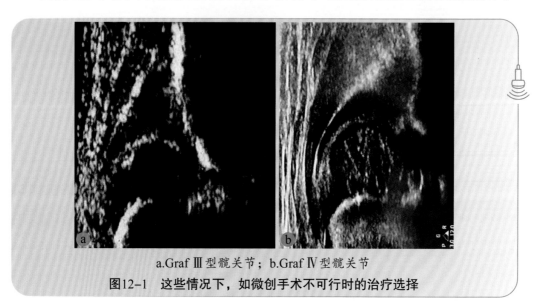

a.Graf Ⅲ型髋关节；b.Graf Ⅳ型髋关节

图12-1　这些情况下，如微创手术不可行时的治疗选择

12.2 关节造影辅助闭合复位

闭合复位是髋关节脱位的首选治疗方法，其成功很大程度上取决于初始诊断的时间。原则是越早越好。

如果可能，手动闭合复位应在麻醉和关节造影的指引下进行。首先，当患儿肌肉放松并且没有抵抗时，复位会容易得多；其次，关节腔造影下复位时更容易优化位置。此外，有人提出，关节中的造影剂本身可松散使复位困难的粘连[1]。

通过以下治疗方案获得了良好的经验[2,3]。

首先，需要反复进行的临床检查应在麻醉或深度镇静下进行。皮肤准备包括消毒和铺巾。关节造影通过尾侧入路，将一根长套管针/腰穿针经坐骨结节的外侧刺入，沿空髋臼内侧部分的方向，并平行于手术台平面。腿部由助手以约110° 屈曲和40°～50° 外展的方式固定。通过图像监测针头的推进（图12-2a）。一旦检查者将针头的末端放入关节内，即撤回针芯，并注入少量的NaCl溶液（0.2～0.5 mL）。如果针头的末端在关节内，则在注射器断开连接后，盐水将回流到针头的接头处。现在，在图像的指引下小心注入0.2～0.4 mL造影剂（图12-2b）。拔针后，在图像的指引下进行复位。然后在关节造影下判断的最佳复位位置以石膏固定，即在发育不良的髋臼窝和股骨头之间达到最大的包容（图12-2c～图12-2f）。为了检查石膏固定的情况，手术后应进行MRI扫描（图12-2g，图12-2h）。

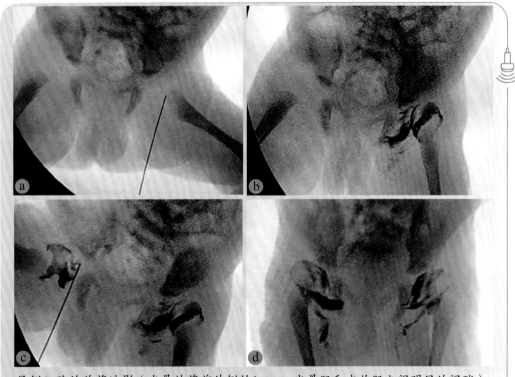

a.尾侧入路的关节造影（坐骨结节前外侧约1 cm，坐骨肌和内收肌之间明显的间隙），在图像增强器的指引下推进套管针。b.关节内注射0.2～0.5 mL造影剂后，软骨性股骨头清晰可见。c.对侧脱位的髋关节造影表现。d.拔针后，双侧脱位的股骨头清晰可见；内侧空髋臼可见造影剂充填。

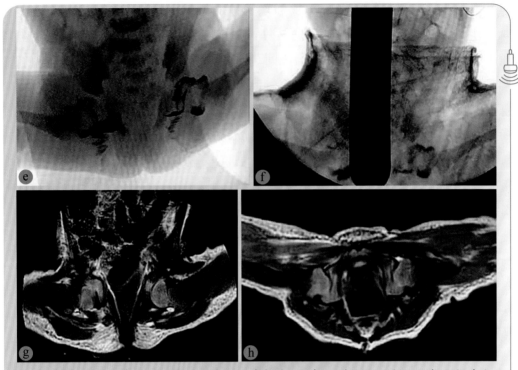

e.随着股骨头的正确复位，造影剂从空髋臼中挤出。f.复位到位后，应用石膏固定并使用图像增强器检查位置。g、h.手术后，冠状面和横切面MRI检查髋关节位置

图12-2　一个6周龄男孩双侧髋关节脱位（Ⅲ型）的关节造影辅助闭合复位

12.3　切开复位

脱位的持续时间越长，就越难以通过闭合方式复位。文献中对何时应使用闭合复位和何时应使用切开复位没有明确限制。但是，应遵循以下原则。

（1）切开复位仅应在尝试闭合式复位失败后进行[4]。

（2）应用切开复位应限制最小年龄。一些作者将该年龄限制定为6个月以上[4]；一些作者将其定为1岁[5,6]；另外一些作者则将其定为2岁[7]至3岁[8]。

根据最近的MRI研究，在较早的文章中才经常描述复位的障碍，如塌陷的关节囊、肥大的圆韧带（图11-5）或腰大肌肌腱，其发生频率远低于之前的想象。现在认为闭合复位失败的最常见原因是股骨头和髋臼之间的尺寸不匹配（图12-3）[9,10]。

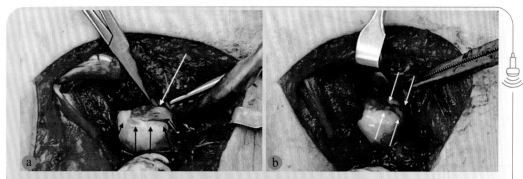

a.圆韧带几乎没有任何肥大（白箭头）；然而，股骨头明显肥大（黑箭头）。b.切除圆韧带后可见韧带在肥大的软骨性股骨头上留下了印记（白箭头）

图12-3 一个2岁女孩DDH的术中照片

切开复位可作为软组织手术单独进行（图12-4），或根据情况与骨盆截骨术（图12-5）和（或）股骨近端截骨术结合进行（图11-6）。正如切开复位术一样，这些附加手术有不同的适应证。考虑到脱位和不可闭合复位髋关节的自然病史（第2章），早期手术治疗似乎是有意义的。Graf团队已描述2种手术（股骨截骨和骨盆截骨/髋臼成形术，相应的髋臼角度＞35°）应用于6月龄或更早[4]。作者更倾向于至少12月龄，使用同种异体骨进行髋臼成形术（图12-6）[13]。

12.4 复位技术的未来发展

目前治疗Ⅲ型和Ⅳ型髋关节最有希望的创新是关节镜辅助复位。目前几个团队正在倡导这一手术，但在撰写本文时，鉴于迄今为止公布的病例数，还不能将其视为标准手术。

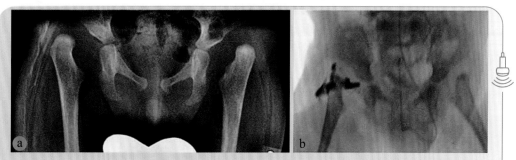

a.双侧髋关节高位脱位。b.首先进行内收肌肌腱切断术；然后通过前外侧入路和开放式关节造影术观察髋关节。

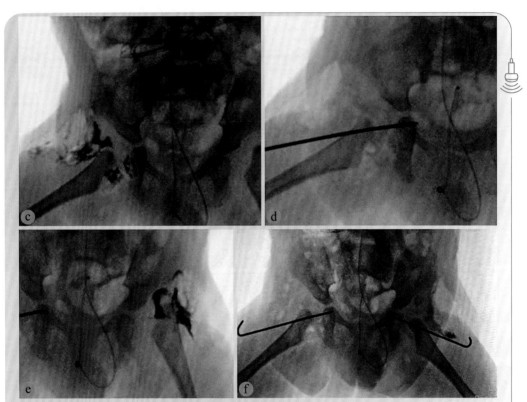

c.在切除圆韧带和切断腰大肌肌腱后，股骨头可以复位到髋臼中。d.根据Graf方法[4]，使用1.8 mm K-wire针将股骨头固定在最佳复位位置。e.另一侧的相同程序。f.用1.8 mm K-wire针固定复位的股骨头。冲洗和闭合切口，不放置引流管[11]，使用石膏固定6周

图12-4　一个8月龄男孩的切开复位示例

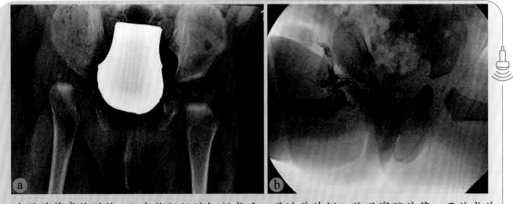

a.右髋关节高位脱位。b.内收肌肌腱切断术后，通过前外侧入路观察髋关节。开放式关节造影显示股骨头复位是可能的，但由于髋臼发育不良，覆盖不足。

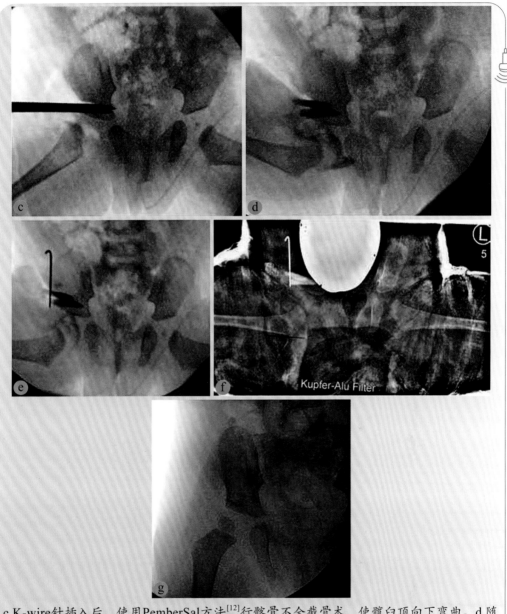

c.K-wire针插入后，使用PemberSal方法[12]行髂骨不全截骨术，使髋臼顶向下弯曲。d.随后，将2个冻干股骨移植片（同种异体移植）放入[13]。e.两个同种异体移植片用2.0 mm K-wire针固定。f.冲洗和闭合切口，不放置引流管[11]，使用石膏固定6周。g.切开复位髋臼成形术6个月后，取出K-wire针后，股骨头的骨化中心增大，出现一个大的反应性软骨性股骨头

图12-5 一个9月龄女孩的切开复位联合盆腔截骨示例

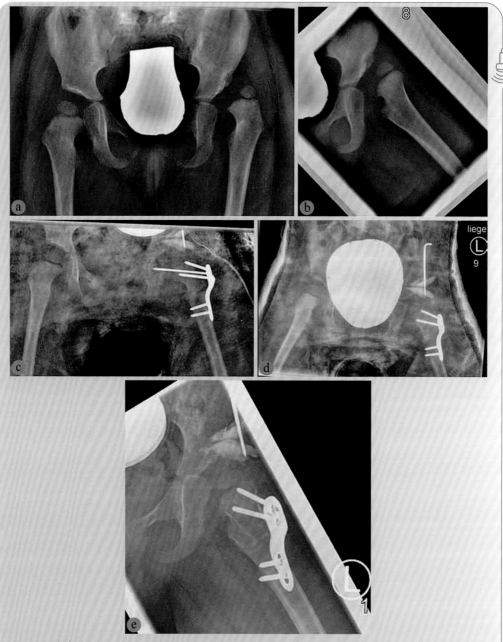

a.左髋关节高位脱位。b.Lauenstein图像再次证实了脱位，并显示空髋臼上方形成假关节。c.石膏固定术后的X线片。为了实现股骨头的无压力复位，除了切开复位外，还进行了使用2.7 mm LCP儿科髋关节钢板（Synthes）的股骨粗隆间截骨和骨内固定术，以及使用PemberSal方法和同种异体骨片的髋臼成形术[12,13]。随后冲洗和闭合切口，不放置引流管[11]，使用石膏固定6周。d.术后6周取下固定钢丝，再用新的石膏固定6周。e.术后6个月复查X线：无股骨头坏死的迹象

图12-6　一个14月龄女孩切开复位联合股骨和骨盆截骨示例

（1）Eberhardt等2012年[14]描述的方法是使用2.7 mm 70°关节镜通过两个入口（关节镜入口和工作入口）实现复位。为此，需要通过前外侧工作入口切除圆韧带和枕韧带。此外，如果存在关节囊挛缩，则可通过电刀对关节囊进行松解（图12-7）[15]。第一次比较研究显示，与切开复位相比，该手术的结果良好[16,17]。

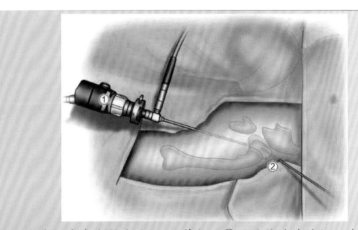

通过尾侧入路进行关节造影（图12-2a等）。①通过将关节镜插入关节内的导向套管针，建立内收肌入口；②然后，在关节镜的控制下，建立前外侧入口作为工作入口（距髂前上棘远端1~2 cm，在髂前上棘和髌骨中心之间的连线外侧1 cm）

图12-7 关节镜辅助复位——Eberhardt方法

（2）另一个团队描述了使用4.0 mm 30°关节镜切除圆韧带、枕韧带和横韧带，并从髂前上棘向大腿远端切开一个3~4 cm长的切口以创建额外手术通路。其解决了限制复位的其他结构，如内收肌或腰大肌肌腱[18,19]。

12.5　生长期间发育异常的进一步治疗

12.5.1　诊断和适应证

在用夹板进行保守治疗至髋关节成熟后，在儿童2岁生日时进行骨盆X线检查。或者，在一些讲德语的地区，这项检查在儿童学会独立行走时进行。然而，由于这个时间点非常多变（8~18月龄），在第2个生日（第3年开始时）获得X线片更好。

一个例外的情况是儿童因脱位而进行了闭合复位。在这种情况下，建议行早期X线检查（第2年开始时），以排除股骨头缺血性坏死。

根据Hilgenreiner线[20,21]测量的髋臼角度区分发育不良和生理性髋关节的重要指标。确切的限值是基于1990年的X线系列检查结果得出的，可从标准教科书中的表格中获取[1]。经验法如表12-1[22]所示。

表 12-1　根据年龄判断髋臼角（髋臼指数）的经验法

年龄	新生儿	6个月	6岁	12岁
AC角/髋臼指数（°）	<30	<25	<20	<15

对于X线图像（图12-8）中的病理性AC角（髋臼指数）和生命第2年结束时临床稳定的髋关节，我们通过"观察随诊"（包括每年X线检查）获得了令人满意的经验。面对此类情形，我们会评估儿童5岁后是否需要进行髋臼成形术。到那时，一般髋臼顶已经足够成熟。认为，早期髋臼成形术适用于股骨头进行性外移的儿童，如由肌肉失衡（脑瘫、肌肉营养不良等）导致的脱位。

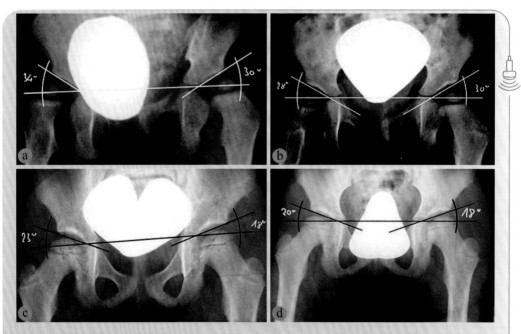

a.髋关节偏心出现在患者12月龄时；b.同一患者18月龄；c.同一患者30月龄；d.同一患者48月龄，现在双侧都有生理髋臼顶角（AC/髋臼指数）

图12-8　患儿，女性，12月龄时出现髋关节偏心但临床稳定

12.5.2 治疗原则

多种手术方法可用于治疗发育性髋关节发育不良。相应手术的选择取决于患者的个体情况及外科医师的培训和经验[23]。最广泛使用的方法是1961年Salter[24]和1965年Pemberton[25]描述的方法。根据Salter的说法，截骨是从坐骨切迹沿髂前下棘方向、与髂骨垂直约90°进行的（图12-9，线1）。远端截骨块向腹侧、尾侧和侧方倾斜，关节点位于耻骨联合处。

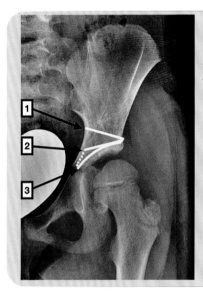

1：Salter截骨线。关节点位于耻骨联合处。2：Perlik（PemberSal）截骨线。截骨延伸至髂骨对侧的骨皮层。将髋臼顶向下撬至"Y"形关节（虚线）会造成骨折。3：Pemberton截骨线。弯曲到达"Y"形关节

图12-9 不同截骨线示意

Pemberton描述了按他的方法将旋转合页转移到髋臼（更准确地说是"Y"形软骨），通过关节囊附丽上方的关节囊周围截骨术，以弓形的方式继续进入"Y"形软骨的髂坐骨支（图12-9，线3）。发育不良的髋臼顶向股骨头的腹侧和外侧旋转。

这两种手术的结合是1985年Perlik描述的PemberSal截骨术[12]。此处截骨从髂骨继续向"Y"形软骨（"Y"形关节）的髂后支进行，从而避开"Y"形软骨的中心（图12-9，线2）。切开截骨术通过用宽凿子撬开，会产生穿过髂骨松质骨的骨折，直至"Y"形软骨，同时保留内侧皮质（图12-9，虚线；图12-10）。然后髋臼顶向腹侧和尾侧转动。

通过插入自体髂嵴楔来填充和稳定截骨已成为上述外科手术及其修正的常规做法[26,27]。然而，这可能与严重的并发症相关，如生长障碍和（或）肌功能不全[28]。使用同种异体骨替代物是一种替代方法[29,30]。

我们的目标是生理AC角，以避免过度校正和在进一步生长过程中可能会发生的撞击。我们提倡术后使用骨盆—腿石膏（髋"人字形"石膏）固定6周。拆除石膏后，允许完全负重活动[13]。

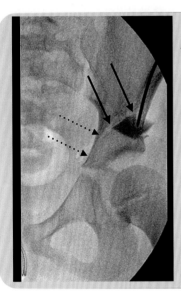

实线箭头表示截骨；虚线箭头表示手术穿过松质骨造成的骨折

图12-10　PemberSal截骨术中植入同种异体移植物楔并通过克氏针固定后的X线片

（张　雷　谭庆亭）

参考文献

请扫二维码
查阅

第13章

临床病例

Maurizio De Pellegrin, Carolina Casini, Stylianos Kolovos, Konstantinos Chlapoutakis, Thara Persaud, Tanja Kraus

13.1 简介

本章的目的是使用临床实例来总结概括本书中的概念。这些例子突出了临床、诊断和治疗方面的考虑。本章由23个图组成。每个带有自己图例的图都向读者提供了有关DDH不同方面的一项或多项信息。一方面有一些众所周知的共识；另一方面有一些新的观点和建议（图13-1～图13-23）。

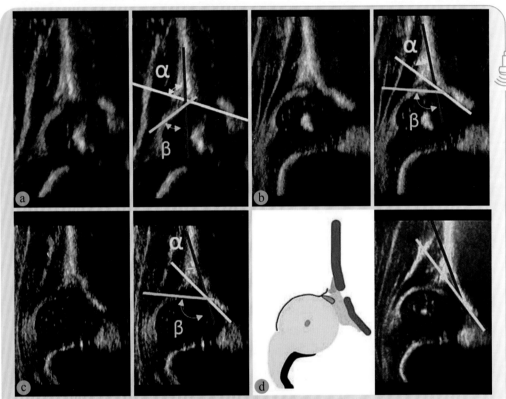

a.正常髋关节形态（Ⅰ型）和标准平面中参考线的正确位置：基线（红色）、骨顶线（黄色）、软骨顶线（绿色）。b.带参考线的D型髋关节。根据基线的定义注意基线的倾斜度。c.与D型髋关节相比，Ⅲ型髋关节具有较小的α角和较大的β角。注意从软骨膜附着点开始与髂骨相切的基线。d.Ⅳ型髋关节和相应的图像。不同的是，在这种情况下可以测量角度，因为股骨头的脱位与髋臼窝位于同一冠状面

图13-1　采用Graf方法评估髋关节形态及测量α角、β角

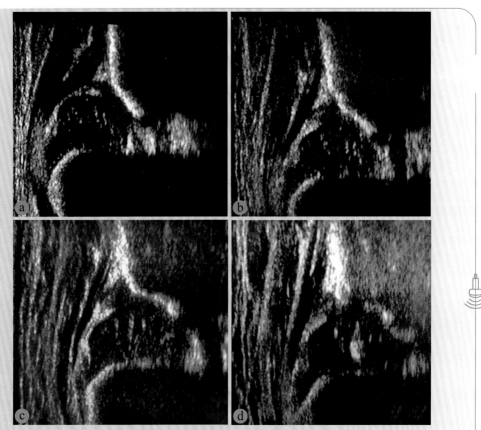

a.3日龄使用稳定的屈曲外展支具开始治疗时的超声图像*；b.3周后随访；c.8周后随访；d.在10周时结束治疗。注意早期骨化中心的出现

图13-2 3日龄女性新生儿Ⅲ型髋关节
注：*外展约50°，屈曲约100°

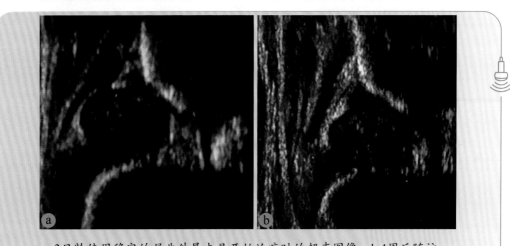

a.3日龄使用稳定的屈曲外展支具开始治疗时的超声图像。b.4周后随访。

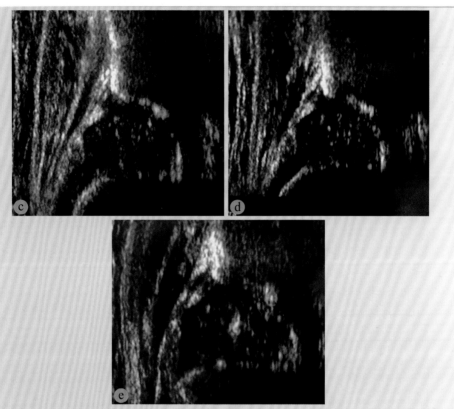

c.8周后随访。d.在14周时结束治疗。e.治疗结束时的对侧髋关节。注意这里骨化的开始。在存在DDH的情况下，骨化中心比正常髋关节出现得晚

图13-3 4日龄女性新生儿D型髋关节的早期治疗

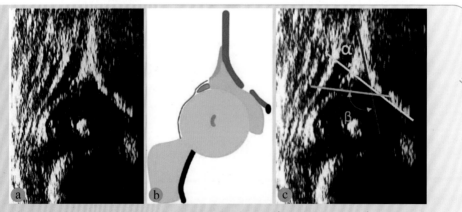

仅进行了临床筛查，Ortolani征和Barlow征阴性。a.超声示意图；b.超声图像；c.正确测量角度

图13-4 4月龄男性新生儿D型髋关节的晚期治疗

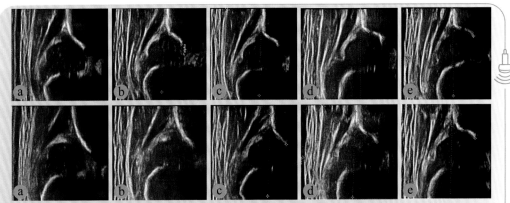

使用稳定的外展屈曲支具治疗期间，通过改善α角进行密切的超声随访。右髋关节：
Ⅱc型（上），左髋关节：Ⅲ型（下）。注意右髋关节的正常α角度值（62°），而左
髋关节（56°）尚未达到正常的α角度值。a.治疗开始时的超声图像；b.2周后随访；c.6
周后；d.9周后；e.12周后

图13-5　16日龄女性新生儿双侧DDH

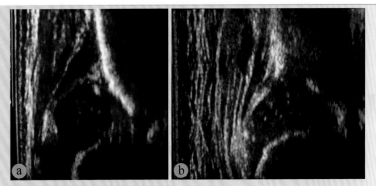

a.治疗开始时的超声图像。采用闭合复位、髋"人字形"石膏固定6周，接下来的12周用
稳定的屈曲外展支具进行治疗。b.治疗结束时的Ⅰa型髋关节

图13-6　20日龄女性新生儿Ⅳ型髋关节的早期治疗

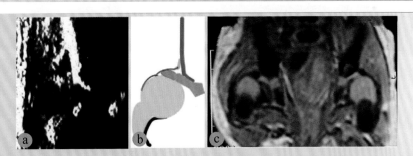

a.超声图像；b.示意图显示脱位股骨头内侧的软骨顶（绿色）和仍在其上方的盂唇（蓝
色）；c.同一患者的MRI扫描确认了超声显示的病变

图13-7　4日龄女性新生儿的Ⅳ型髋关节（1992年病例）

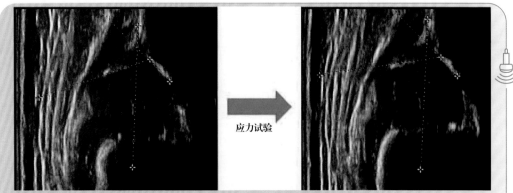

没有DDH的临床症状。超声显示α角48°，β角69°。行动态评估和负荷试验时，β角增加到79

图13-8　6周龄不稳定Ⅱc型髋关节女性新生儿

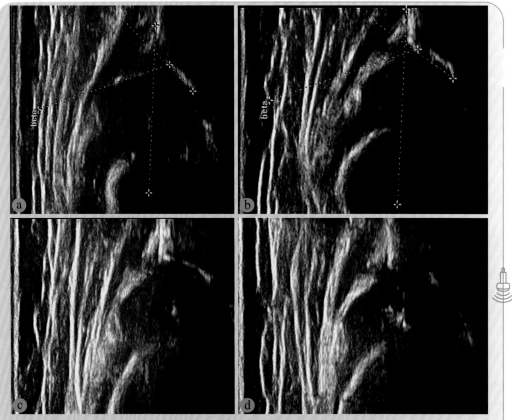

a.治疗开始时的超声图像，使用稳定的屈曲外展支具进行治疗。b.5周后。c.14周后，α角69°。注意5月龄时骨化中心的出现。d.与对侧髋关节进行比较。注意较大的骨化中心。与对侧健康的髋关节相比，骨化中心常延迟出现

图13-9　与图13-8为同一患者

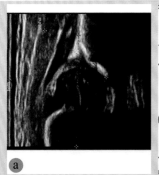
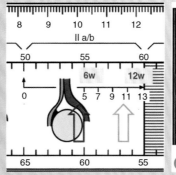
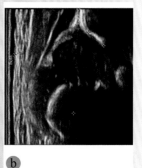

a. α 角为54°，β 角为79°；b. α 角为59°，β 角为70°。根据出生后12周内Ⅱa型髋关节 α 角的预期生理改善（中间的振动频率计），右髋关节被分类为Ⅱa⁻（红箭头），左髋关节被分类为Ⅱa⁺（蓝箭头）。由于髋臼发育不足，开始对右髋关节进行支具治疗

图13-10　常规超声筛查，7周龄新生儿，无DDH临床症状

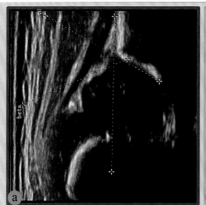
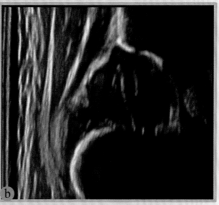

右侧髋关节 α 角增加到58°（图a），而左侧髋关节（图b）达到了正常的 α 角（64°），继续治疗4周

图13-11　与图13-10为同一患者

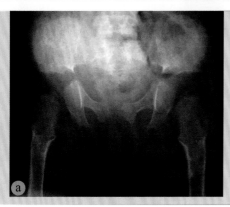

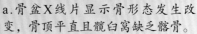
a. 骨盆X线片显示骨形态发生改变，骨顶平直且髋臼窝缺乏髂骨。

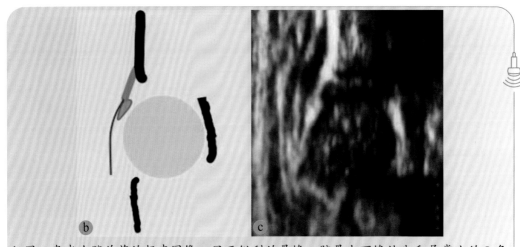

b.同一患者右髋关节的超声图像，显示锐利的骨缘、髂骨支下缘缺失和异常小的β角（未绘制）。由于缺乏下缘作为解剖标志，因此无法测量α角。c.超声示意图

图13-12　患有软骨发育不全的2月龄男性新生儿

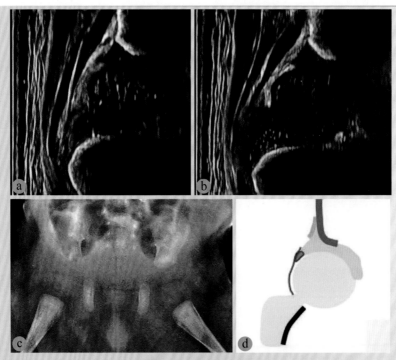

a.右髋关节超声显示圆形骨缘，短骨顶，髂骨支下缘缺如。b.左髋关节超声形态与右髋关节相似。由于没有下缘，Graf的α角无法确定。c.骨盆X线片显示骨形态改变：髋臼窝软骨较多，在三辐软骨水平，与正常骨盆的X线片相比，较短的骨顶略微倾斜及骨缘为圆形。d.超声示意图，概括了颅骨锁骨发育不良的特征

图13-13　1月龄男性新生儿颅骨锁骨发育不良

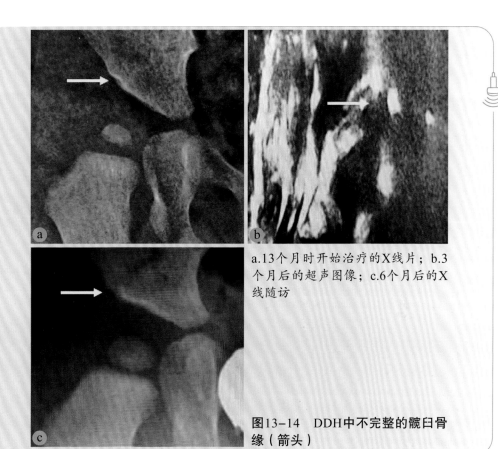

a.13个月时开始治疗的X线片；b.3个月后的超声图像；c.6个月后的X线随访

图13-14 DDH中不完整的髋臼骨缘（箭头）

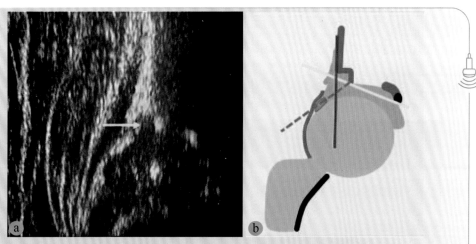

a.超声显示髋臼骨缘不完整（箭头）；b.正确测量角度。注意与骨缘下内侧缘相切的髋臼顶线及背离同一边缘的软骨顶线

图13-15 在对54日龄的新生儿进行超声检查时，偶然发现不完整的髋臼骨缘

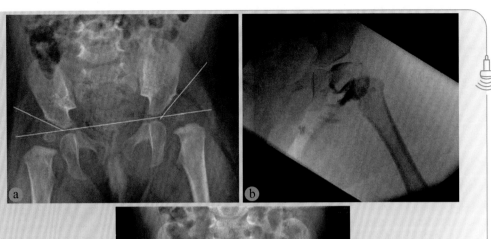

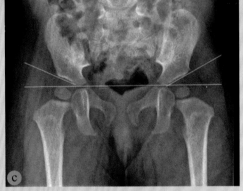

没有危险因素，没有进行超声检查，因为出生时临床检查正常。于12周健康检查时发现不对称的皮肤皱褶和髋关节"咔嗒"声，这些是非紧急情况。a.骨盆X线片。髋臼指数：右侧30°（正常值，SD：19.4±4.8），左侧44°（正常值，SD：22.0±4.8）。b.9月龄时闭合复位期间的关节造影。髋"人字形"石膏固定12周（6周时改变），随后夜间使用外展支具3个月。c.16月龄时的随访。髋臼指数：右侧21°（19.5±4.3），左侧28°（21.6±4.2）（根据Tönnis影像学分类，右侧和左侧髋关节的标准差年龄相关的正常值）[18]

图13-16　5月龄男孩的DDH延误诊断

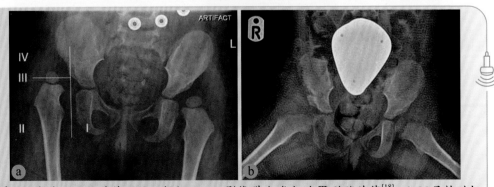

a.骨盆X线片显示髋关节脱位，根据Tönnis影像学分类归为Ⅲ型髋关节[18]。b.20月龄时切开复位和骨盆截骨术后的影像；髋"人字形"石膏固定12周。

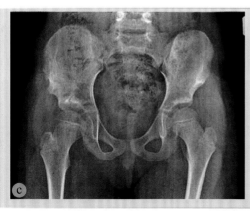
c.6岁时的影像学随访

图13-17　17月龄女孩DDH漏诊，走路迟缓

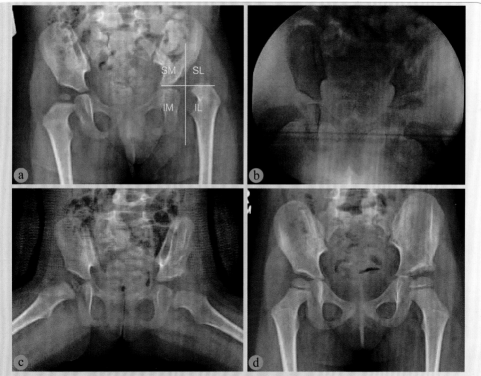

尽管存在明确的危险因素，但没有进行超声检查。父母注意到跛行步态。a.根据Ombredanne象限结构，骨盆X线片显示外上象限严重髋关节脱位（IM：内下，IL：外下，SM：内上，SL：外上）；b.16月龄时进行切开复位和骨盆截骨术后的影像，髋"人字形"石膏固定12周（6周时改变）；c.截骨术治疗，可见居中的股骨头；d.3岁时的影像学随访

图13-18　15月龄男孩DDH延误诊断

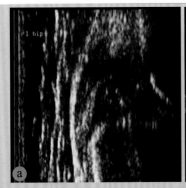
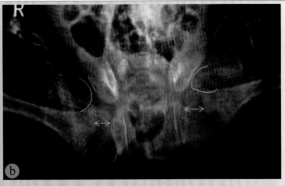

a.Ⅳ型髋关节的超声图像。b.闭合复位和使用髋"人字形"石膏固定后的影像学评估。髋关节位置很难解释。与右侧相比,左侧股骨干骺端和髋臼之间的距离增加(双箭头),左侧断拱,表明股骨头在窝中的位置不正确。股骨位置的不对称和骨顶的发育不良解释了这些发现

图13-19　80日龄婴儿左侧髋关节脱位

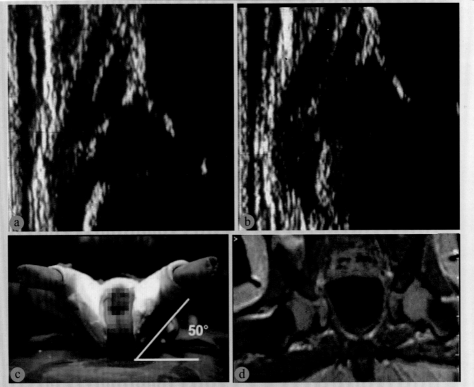

a.Ⅱc型右髋关节。b.Ⅲ型左髋关节。c.左髋关节闭合复位后的髋"人字形"石膏固定。注意安全外展50°。d.MRI显示居中的股骨头及其上方的软骨顶,两者均由透明软骨构成

图13-20　3月龄男孩双侧DDH

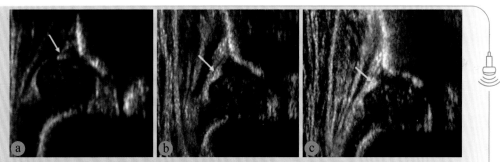

在治疗期间盂唇体积增大、回声增强。另请参考图13-2和图13-3。在早期治疗期间，盂唇可能通过改变其组织结构（纤维组织成分增多）和形态（体积增大）而起到积极的稳定作用。箭头：盂唇

图13-21　不稳定髋关节脱位的盂唇发育

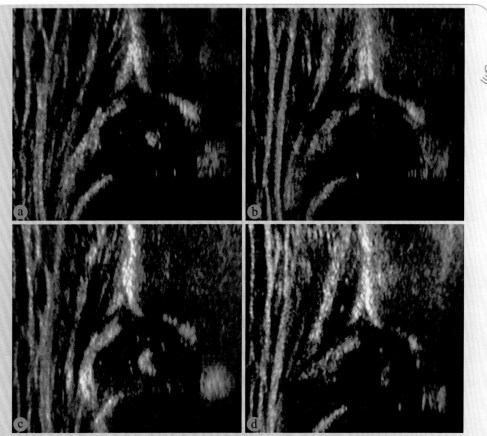

由于2020/2021年COVID-19大流行，DDH筛查延迟，患者晚期诊断和延迟治疗的情况增多。a.治疗开始时的超声图像：右髋关节为Ⅱb型；b.左髋关节为Ⅱc型；c.6周后右髋关节超声随访：α角正常；d.左髋关节超声随访：α角改善，但仍未恢复正常

图13-22　4月龄女孩双侧DDH

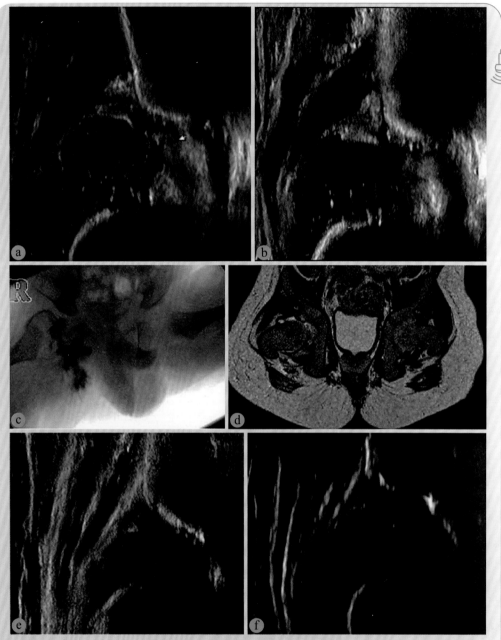

无阳性家族史，生产时臀位。a.髋关节脱位（Ⅳ型）。b.出生后12周，髋关节情况不变。Pavlik吊带治疗失败。c.7天的头颈伸展治疗后，闭合复位和髋"人字形"石膏治疗前（石膏治疗持续8周，第4周后发生改变）的关节造影情况。此时，与小髋臼相比，股骨头相对较大。d.闭合复位后髋关节正面MRI扫描。此时右侧髋臼较小。e.8周后的超声图像（去除石膏后），Ⅱb型髋关节。f.7月龄，髋关节成熟，髋臼骨缘不完整

图13-23　5日龄男性新生儿发生右髋关节脱位

13.2　DDH的超声诊断和治疗：提示和技巧

就诊断超声而言，本章中介绍的所有示例均参考Graf超声方法。检查由不同的检查员使用不同的超声设备进行，质量参差不齐。每个图例都包含一个观点或提出一个问题，并有其可能的解决方案。

起点是正确测量髋关节角度。必须绘制3条线，遵循特定的解剖标志。这些线可以正确评估 α 角和 β 角，代表髋关节的骨和软骨成分[1]。

一个常见的问题是基线的正确绘制。这条线不能总是平行于患者的皮肤（图像的左缘）绘制，而是必须从软骨膜附着点开始与髂骨相切。其在发育不良的髋关节中可能是倾斜的，文中给出了一些例子。

髂骨下缘必须作为基本的解剖标志存在，其病理性缺失的问题，将通过示例加以陈述。仍然存在病理情况，一些髋关节的骨软骨发育不良，如软骨发育不全和颅骨锁骨发育不良，会使患者缺乏髂骨下缘[2,3]。尽管这些实例很少见，但读者看到这些图像很有用。它是病理性的，为了更好地理解解剖结构，故进一步以图示阐明。

这里介绍了3月龄以下婴儿髋关节生理不成熟的概念，以及髋关节自发成熟与非自发成熟的区别。提出了超声测量的不稳定性和压力试验的动态扫查概念。

将诊断较晚的病例包含在内并描述其原因被认为是合适的，如筛查不理想，或由于2020/2021年COVID-19大流行而限制了DDH筛查[4,5]。一些案例突出了这些婴儿将面临的骨科治疗问题。

除推荐Pavlik吊带外，其他用于治疗的支具没有具体名称。这是为了强调髋关节位置的生物力学方面，而不是支具的商业名称。重要的原则是股骨头应该在髋臼中心大约弯曲100°、外展大约50°的安全位置。使用Pavlik吊带治疗髋关节脱位新生儿，据报道治疗成功率为45%～95%。Pavlik吊带治疗不建议在6个月后使用，也不建议在高度脱臼的髋关节中使用[6-11]。

在特定的解剖情况下，描述了在对新生儿髋关节和经DDH治疗的髋关节进行超声检查时偶然发现的不完整的髋臼骨缘[12-15]。如果它存在，则骨缘的形状在其轮廓中呈现出一个缺陷，显示为一个"折梯"，这与发病时的DDH病理解剖学不同。缺损处充满透明软骨，在超声下呈现无回声/低回声。根据解剖示意图，描绘了正确的角度测量方法。

介绍了不稳定髋关节治疗过程中盂唇的形态学和超声改变。假设是，在不稳定的发育不良髋关节的早期治疗过程中，盂唇通过改变其组织学结构（具有更多的纤维组织成分）和形态学（更大的尺寸）变得稳定，不像过去所认为的那样是复位的障碍[16]。

介绍了骨盆X线的作用，包括最常见的测量及其正常值[17-19]。

还介绍了其他诊断方法，如关节造影和MRI，简要强调了它们的价值，而对于更多详细信息，读者可以参考本书中关于该主题的其他章节[20,21]。

给出的信息由本章或本书其他章节中的参考文献支持。

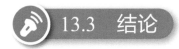 13.3 结论

正如众多DDH病例所展示的那样，早期正确诊断、恰当地治疗及了解在疾病发展过程中的不同表现是成功和顺利完成治疗的关键。

（谭庆亭　　王修明）

参考文献

请扫二维码
查阅

第14章

建立有效的髋关节筛查服务

Beat Dubs, Sally Scott, Tanja Kraus, Carolina Casini

14.1　法律要素

在每个国家，都应该有官方规定，使髋关节筛查服务能够合法进行，并规范其操作及局限性。理想状态是在每个国家都有相同的国际标准，这样可以优化基于相同需求的人员交流、标准化培训和研究。

法律要求必须与当前的科学知识相一致。检查时间至关重要，根据ICODE共识文件，应尽可能早地给新生儿安排筛查。

14.2　合格的检查人员

新生儿髋关节的超声检查需要有资质的人员。必须通过标准化教育和进修教育来获得检查资格[1]。检查人员通过经国际标准认可的培训课程及有监督的实务培训获得扎实的理论知识和实践经验。培训成功之后予以颁发证书。

14.3　设备和基础设施要求

充足的检查空间和合适的检查设备能够保证检查的顺利进行。除检查者外，还应配备一名助手，向随行人员进行解释、准备设备、负责清洁和消毒，并帮助记录文件。检查的时间应该足够长，包括所有这些检查和报告的实际时间。

14.4　检查者、医师和家长的态度、理念及教育

医师及父母必须了解检查的目的、可能的结果及如何进行检查，以让婴儿尽早来接受检查。最好的办法是在母亲住院期间，在婴儿的出生地进行检查。如果无法做到这一点，则必须建立一个系统，将婴儿的相关病史如危险因素和临床发现等交给相关人员，以便安排筛查。

为了促进髋关节筛查的进行，父母应了解髋关节超声检查的作用及将其作为产前保健内容的原因。

14.5 结果、后果和反馈

每个检查者都有自己的学习曲线，最重要的是检查者知道自己的能力范围。即使大多数接受检查的儿童髋关节已经发育成熟，不需要进一步检查，但对每个检查人员来说，会存在一些边缘性的、不明确或明确需要治疗的患者。

每项检查都尽可能地包含一个标准化检查方案，其中必须包含依据Graf方法的描述、髋关节类型及关于进一步管理的建议[2]。相应的图像也必须包括在内，包括一张带有测量线的图像和一张不带有测量线的图像。

检查协议要求如下。

－儿童的姓名、出生日期和检查时的年龄（以周为单位），如果年龄超过3个月，则以月为单位表示。

－检查时间。

－检查者姓名和检查机构名称（如果有）。

－依据Graf方法的描述。

－α角和β角。

－依据Graf方法的髋关节类型。

－结果。

图像存档要求必须增加到检查协议中去。

－比例至少为1∶1.7。

－黑色背景上显示白色结构。

－在标准平面中修正截面（髋关节偏心除外）。

－直立显示，侧面在图像的左侧（可以有不同的显示规则，前提是截面和图像设置正确）。

－根据Graf方法在每一张图像上正确绘制测量线。

根据检查结果，必须使用清晰明确的算法确定接下来的步骤。使用国际标准也是理想的选择。

当儿科医师或放射科医师进行髋关节筛查时，将会出现他们的专业培训、经验和技能是否允许他们自己负责对婴儿的治疗问题。如果检查员未满足或仅部分满足合格治疗的适当先决条件，则有资格的专家有必要立即介入。

必须有相应的专业和私人网络，以便能够拥有更高效和快速的管理途径。

相关专家必须知晓获得的所有结果，包括图片。在治疗期间和治疗之后，治疗专家会告知检查者他/她的治疗结果和过程，从而保证有效的反馈。

根据不同国家的经济状况，还必须告知保险公司报销所需的数据。

如果后来的相关专家发现患者在初次检查中存在失误或错误，在这种情况下，必须以恰当的方式告知第一位检查者这些错误，并想办法提高他/她的技能。

14.6　质量控制

尽管检查者的经验会随着后续的每次检查而增加，但是仍应定期考核检查者的素质和技能，可以通过再次能力考核来实现。应以标准化的方式对重新认证程序进行规范。建议以进修课程的形式进行理论和实践检查。

个人应保证进行一定数量的超声检查。可以"逐步"获得认证，具体取决于所执行的考试次数及获得该技术经验所需的时间。

（王修明）

参考文献

请扫二维码
查阅

第15章

髋关节超声训练

Sally Scott, Joseph O' Beirne, Beat Dubs, Ailbhe Tarrant, Tanja Kraus

15.1 背景

Reinhard Graf探索超声应用于婴儿髋关节的工作使人们认识到，通过正确教授和练习，超声可以准确地诊断婴儿髋关节发育不良。在Graf发表了世界上第一个关于髋关节的超声检查[1]之后，进一步地研究和发展从而获得高水平诊断标准成为可能。

1982年，在奥地利穆劳的Stolzalpe医院举办了第一期教授Graf婴儿髋关节超声检查方法的课程。这些课程以德语进行，包括理论和实践课程，为期5个半天，最多可容纳6名参与者。直到1985年，这些课程也开始在德国举办。

第一门以英语进行的课程于1987年在Stolzalpe开设，1989年在英国、1990年在瑞士开始开设课程。现在这些课程已在全球范围内举办，有成千上万的参与者。

从一开始，这些课程就是多学科的，对骨科医师、儿科医师、物理治疗师、放射科医师、超声医师和专科护士开放。这种多学科形式是课程的优势之一，理想情况是为DDH患者提供服务的团队所有成员均须参加。

并非团队的所有成员都要进行髋关节超声检查，但他们都需要了解该技术及其在诊断和管理中的作用。那些将进行髋关节超声检查操作的人需要进一步地实践培训，以便能够及时获得熟练程度认证。

如果检查者没有接受过正式培训或审核，则髋关节超声检查的水平通常会很差[2]。

多年来，Graf教授一直是一位不知疲倦的讲师，并得到了他在Stolzalpe的团队的支持，其中最著名的是Kurt Lercher、Christian Tschauner和Florian Baumgartner。

为基础课程制定的正式课程逐步形成并发展。该课程使用正式讲座和小组实践课程相结合的逐步学习方法，第1天后有课程手册和家庭作业——这是一种在医学培训中相对不常见但在高级创伤生命支持（培训）（advanced trauma life support，ATLS）和AO[3,4]中能够看到的一种交互方式，这种方式非常有效和受欢迎。

助理教员都参加过Graf课程，在许多国家接受过培训，现在能够使用标准化课程独立开展教学。

15.2 课程类型

基础课程教授能够理解、解释和完成髋关节超声检查操作所需的基础知识。结合理论和实践课程，基础课程通常持续2.0~2.5天。经验表明，对于那些进行髋关节扫查的人员，基础课程之后需要进行一段时间的监督或审核实操经验，通常至少为1年，之后应参加进修课程。

进修课程通常为1天，对所有参加过基础课程的人都有用。他们能够强化在基础课程中学到的知识，并解决出现的任何问题。

在一些国家，尤其是那些有正式筛查计划的国家，髋关节超声从业者必须经过认证。这方面的要求各不相同，但至少包括一门基础课程和进修课程，有时还包括三门公认的课程。

关于场地，要求包括一个带有标准投影设备的主讲区、一个接待区、一个茶点区及足够数量的分组讨论室，用于小组教学，包括实践课。

15.3 课程内容

15.3.1 基础理论课程

由于经验的积累和研究的进一步发展，以及基于证据的Graf方法被接受，课程内容逐步发展。参与者可以直接准备参与学习，而不必再去确认方法的有效性。

髋关节超声检查的三大支柱：

（1）良好的检查技术。这是快速轻松地获得诊断超声图所必需的。

（2）解剖识别（检查清单1）。

（3）可用性核查（检查清单2）。

课程从婴儿髋关节解剖学的讲座开始。了解被检查部位的解剖结构是任何超声检查的基础。讲座结束后，要么对整个小组进行超声图像幻灯片的培训，要么进行分组讨论，以巩固讲座中所教授的内容。

接下来是小组训练和（或）分组会议，直到涵盖髋关节超声检查所需的所有理论。

15.3.2 教授理论所需要的资源

教授理论知识须具备以下条件。

（1）教师。分组讨论的参与者与教师的比例不应超过10：1。

（2）良好的超声图像，既可以作为用来教学的幻灯片，也可以作为每个参与者的工作簿，以供进行分组讨论。

（3）用于测量图像的声波计或尺子和量角器。

（4）每位学员的课程手册。

（5）第1天学习后的家庭作业。

15.3.3 基础课程扫查技术

学习良好的扫查技术至关重要，这样才能快速准确地获得诊断图像。

第1天通常以向整个小组展示最佳扫描技术为结束。这包括如何最好地布置检查室、所需的超声设备，如何应对婴儿及其母亲。

第2天以小组练习扫查技术或检查作业为开始，以寻找参与者的问题所在。然后小组轮换，以便每个参与者都有机会扫查并检查他们的作业。

15.3.4 教授扫查技术所需的资源

教授扫查技术须具备以下条件。

（1）高度合适的桌子或手推车，以便参与者可以舒适地站立扫描。

（2）摇篮。

（3）探头。

（4）具有合适线阵探头的超声机器。

（5）脚踏板（如果可能）。

（6）超声凝胶。

（7）玩偶或理想的髋关节模型。

（8）示范的婴儿。

（9）擦去凝胶的软纸。

 ## 15.4 课程形式的最新发展

15.4.1 基础课程

Graf教授多年来所教授的基础课程包括教学讲座及用于实践培训和讨论的分

轨制课程。从教育的角度来看，这种混合模式效果很好。教学形式的变化避免了冗长的教学课程可能带来的单调乏味，分轨制课程有助于巩固已教授的材料。分轨制课程包括实际扫查操作（包括对模体和真实婴儿的扫描）及专门用于练习解读扫查结果的课程。这两者都得益于反复练习。所提供的材料忠实地遵循Graf技术[5]的原则。整个课程都有一本包含所有关键信息的手册[6]。

很明显，随着课程在世界范围内的普及，需要保持这些课程的质量，这就要求正确地教授所有关键材料。医学学科其他课程的经验，如ATLS课程[3]，已经证明可以使用固定的格式、明确的讲座和实用材料来实现这一结果。

考虑到这一点，在ICODE（第16章）[7]成立时，开发了一组反映Graf教授教学材料讲座内容的幻灯片。材料被分为9节课（图15-1），每节课的关键材料都在标准化幻灯片上进行了总结。迄今为止的经验表明，这种所谓的"模块化格式"有助于确保课程如实地提供关键材料。

目前正在进行的工作是调整手册和幻灯片的布局。目前这些幻灯片归ICODE所有，但其目的是让任何在ICODE批准的情况下学习课程的学者都可以使用。

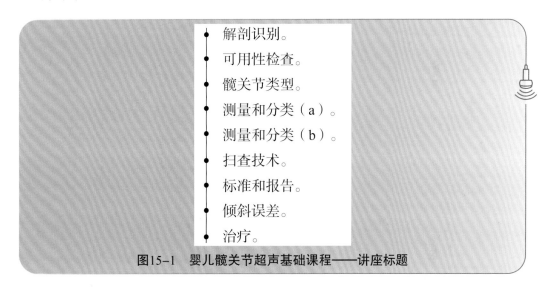

- 解剖识别。
- 可用性检查。
- 髋关节类型。
- 测量和分类（a）。
- 测量和分类（b）。
- 扫查技术。
- 标准和报告。
- 倾斜误差。
- 治疗。

图15-1　婴儿髋关节超声基础课程——讲座标题

图15-2提供了一个典型的基础课程格式示例。该课程保留了教学材料与实践和讨论穿插的环节，它避免了长时间的讲座导致注意力不集中的问题，有益于学者学习。

発

第1天

8:30~9:00	注册和喝咖啡
9:00~9:15	欢迎和教师介绍
9:15~9:45	第1课——解剖识别
9:45~10:15	研讨会——解剖识别
10:15~10:45	喝咖啡
10:45~11:15	第2课——可用性检查
11:15~11:45	研讨会——可用性检查
11:45~12:30	第3课——扫查技术

扫查演示

12:30~13:30	午餐
13:30~13:45	第4课——髋关节类型
13:45~14:30	研讨会——髋关节类型
	2个模体、2台机器可供参与者使用
14:30~15:00	喝咖啡
15:00~15:30	第5课——测量与分类第1部分
15:30~16:30	研讨会——测量与分类
16:30	结束语
20:00	课程晚餐

第2天

8:30~9:00	喝咖啡
9:00~9:30	第5课——测量与分类第2部分
9:30~11:30	研讨会——实践课程包括：

扫查演示（在模体上或可能在活婴儿身上）及扫查图像的解释

11:30~12:00	喝咖啡
12:00~12:20	第6课——倾斜误差
12:20~12:45	第7课——标准和报告
12:45~13:45	午餐
13:45~14:15	第8课——治疗原则
14:15~14:45	国家筛查计划的最新情况
14:45~15:45	喝咖啡　　　全体教师

教师回答所有问题，如果需要，测量更多的图像。

反馈将在线完成，并在完成后颁发证书。

图15-2　婴儿髋关节超声基础课程——示例程序

基础课程结束时是否应该进行测试是一个有争议的问题。迄今为止，还没有这样的测试，其理由是基础课程的目的只是向参与者介绍相关的知识和技能。这个问题将来可能会重新考虑。

15.4.2 进修课程

进修课程面向已完成基础课程并同时对该检查有一定临床经验的学员。对于大多数参与者来说，他们已经对婴儿的髋关节进行过扫查，并运用相关知识进行临床诊疗活动，如进行DDH诊断。鉴于该组人员经验丰富，其形式应与基础课程的形式有所不同，一般一天的学习时间足够。在开始的时候，最好强调课程的灵活性，旨在回答参与者可能提出的任何问题。这些问题应该被列出，以确保在当天结束时，这些问题已经得到了回答。之后，可以进行测试。这是为了帮助参与者找出他们的知识差距。课程材料的学习顺序可能与基础课程相同，但每个模块的学习时间可能比基础课程短，因为教材是修改版的，不是从头开始教授。

在一天结束时，最好回顾一下最开始的问题列表，确保所有问题都已得到解答。

15.5 课程规模

需要根据参与者的数量来考虑课程的规模。

"大"课程是指15人及以上参加，"小"课程可以研讨会的形式举办，应有10～15人参加。课程规模越大，所需的师资和其他资源就越多。

大课程的优势：

－理论教学的效率很高，因为一次讲课可以同时面对较多参与者（演讲者与参与者的比例是合理的）。

－有更多可用的财政资源——排除参与者越多、课程费用越低这种情况。

大课程的缺点：

－参与者的注意力水平可能较低——但这也取决于演讲者的魅力。

－在实践部分，需要更多的导师、设备和婴儿。

－需要更多的行政工作。

小课程的优势：

－演讲者和参与者之间的直接接触更紧密，参与者的注意力水平较高，演讲者与参与者之间的距离更近（眼神交流、直接讲话和研讨会风格）。

－在小型课程中，参与者更有可能提出问题，然后演讲者可以更个性化的方式回答这些问题。

－减少了人员和设备成本。

小课程的缺点：

－可用资金较少。

以下因素轻微依赖于课程规模：

－书面课程材料的印刷。

－组织工作（信函、电话）。

－广告。

根据多年来的经验，很明显，基础课程往往受益于大量的参与者，而终极课程或进修课程参与者较少，如果以讲习班的方式进行，则会更为成功（在一些国家，课程有3个级别——初级、高级和终级，在这种情况下，中级和初级一样，受益于大量的参与者）。

因此，必须举办更多的终极课程，以便能够进一步培养那些参加过上一级课程的人。但是，由于各种原因，并非所有参与者都会选择继续参与最终级别的学习。

15.6 社交成分

教师和参与者应该一起吃饭，并且晚上应该增加一些额外的社交元素。"下班后"共享经验可能会对参与者的未来职业生涯产生非常积极的影响，因为他们可以建立关系，构建一个由志同道合的专业人士组成的支持网络。

15.7 教师

婴儿髋关节超声课程的教师应该来自多个学科，这些学科包括放射学、超声、骨科、儿科和公共卫生等。这样不仅可以丰富临床经验，还可以让他们所教授的知识成为一种"通用语言"，使来自不同学科的人员可以进行交流和协作。

教师可以来自任何相关背景，但理想情况下，课程的某些部分应由具有该领域经验的临床医师教授，如由骨科医师提供疾病管理知识、由经验丰富的扫查医师教授扫查技术。

需要有足够的教师来教授课程内容并与分组讨论的参与者一起工作。每10名参与者至少需要一名经验丰富的教师，但一名至四名更为理想。这样在分组讨论会议上可以进行个人互动，使学习更加有效。

有经验的教师应该参加过基础课程和进修课程，以及至少一门进阶基础课程。在参加分组讨论之前，他们将进行演讲或聆听讲座。

培训更多的教师非常重要，这样才能保证课程的继续运行。初级教师需要参加过基础课程和进修课程，并表现出对课程内容的良好掌握和沟通能力。当作为受邀的初级教师时，他们需要听讲座并进行复习知识，并与经验丰富的教师进行小组合作。

所有教师之间应通过网络保持定期联系，这有利于他们保有必要的知识并及时更新。更宽泛地说，这种联系对于维持国际超声教学和培训质量非常重要。

在撰写本文之时，ICODE正在逐步成立。成为该组织成员的条件之一是参加过基础课程和进修课程，并对婴儿髋关节超声表现出浓厚的兴趣。将来，该组织有可能成为保持教师联系和维护质量的主要工具。

15.8 参与者

如前所述，参与者来自不同的专业背景是十分有益的。课程内容适用于放射学、超声检查、骨科手术、儿科、物理治疗、护理和公共卫生领域的从业人员或学员。这些课程与所有这些专业人士相关。经验表明，来自同一家医院的团队一起参加课程是非常有益的。尽管他们来自不同的专业背景，但他们"说着共同的语言"，当他们回到自己的医院，这种共同的理解会显著提高患者护理的质量。

15.9 财务

在早期阶段，应尽可能保证计划的课程拥有合理的财务支持，因此应该制定课程预算。从教育的角度来看，拥有一个国际课程网络可以促进合作并保持一致的标准；然而，从财务的角度来看，每个课程场地应该在财务上独立并拥有自己的银行账户。

课程费用因国家或地区及购买力不同而不同。有一些国家（如匈牙利），工业公司可能愿意为个人参与者支付课程费用。但是这样可能会使赞助公司对参与者有更高的期望值。

必须做出预算拨款的项目包括：

– 场地租用。

– 课程资料。

– 视听资源。

– 餐饮。

– 教师费用，包括差旅费和住宿费。

– 使用活动管理公司的费用（详见15.10节）。

– 杂费。

另外，收入来自收取课程费用，因此在确定课程计划之前，首先要确保有足够的参与者，收取的费用能够保证课程的顺利进行。

15.10 课程的组织工作

一旦确定了场地并招募了教师，就需要进行宣传课程，以使对课程感兴趣的人能够看到课程信息。一般需要在互联网上发布信息。例如，在英国，皇家放射科医师学院和英国医学超声学会等机构在其网站上设有专门的课程宣传版块。如果是聘请公司组织课程，他们还应提供良好的广告服务及随时可用的检索服务，以确保有需要的人们能够检索到婴儿髋关节超声课程。

需要保证参与者能够提前注册并付款。须根据场地的大小和教师的数量限制参与者的人数。需要给参与者发送课程位置及与场地、课程时间表、住宿、旅行和任何社交活动有关的信息，并发送收据信息予以确认。须安排咖啡、午餐和茶歇。分组讨论须安排婴儿扫查。印刷教师名单及反馈表格、出席证书。准备章节中列出的其他资源。课程应该满足15.3.2和15.3.4列出的需求。

参与者到达后将进行注册，并获得课程学习期间所需的资料。管理员需要随时处理课程期间出现的任何疑问。参与证书可以在课程结束时分发，也可以在收到完整的反馈表后在线发布。

根据课程的规模和团队的管理帮助，所有这些可以在内部完成，也可以聘请专门组织课程的公司。

15.11 在线教学

COVID-19大流行导致许多国际课程被取消，包括Graf髋关节超声培训课程。随着新型冠状病毒疫情持续时间的明显延长，人们的注意力逐渐转向了线上培训。

自2019年以来，一些进修课程采用了线上形式，而不是传统的面对面形式。由于基础课程在很大程度上依赖于婴儿髋关节的实际超声扫查，因此基础课程转换为线上模式并不容易。

线上进修课程的后勤安排与线下课程无太大差异。如上所述的讲座以教学的方式继续进行，并穿插着在Web应用程序的分组会议室中进行分组讨论。

一些实际的考虑值得一提。

（1）建议有一个熟悉在线课程的会议组织机构来处理网络应用程序，以消除干扰。

（2）遇到一些与参与者技术资源有限关的困难。一些参与者在没有鼠标垫或摄像头的设备上参加了在线课程，导致学习体验不佳。为了确保视频和音频内容的流畅传输，还需要足够的互联网速度。总之，所有参与者都需要适当的技术资源。全天技术支持对于优化学习机会至关重要。

（3）如果教师与参与者数量的比为1∶4，分组会议对参与者最有利。当参与者的比例变大时，教师与参与者进行有意义的互动会变得困难，参与者从分组会议中受益更少。因此，参与者的数量受到教师数量的限制。

（4）然而，对于教师来说，在线课程更容易，因为在线课程的时间限制在课程的持续时间内。在线课程还有一个优势，即来自世界各地的教师同样可以参加课程，而不管课程的"位置"如何。

（5）需要考虑初级教员，他们将拥有自己的分组讨论室，而无须更有经验的教师提供意见（这在面对面的课程中是可能的）。初级教师需要得到支持，但参与者的学习机会仍然需要最大化。一种选择是全天在小组之间轮换初级教师；

另一种选择是让初级教师"观察"分组讨论室，以便在后续课程中能够运行一个房间。

（6）有人建议教师的分组讨论室中应有来自相似学科的参与者（如将骨科医师与骨科实习生配对等）。这是为了最有效地解决该学科的疑问和绊脚石。

（7）获得一个能够测量角度的Web应用程序并不容易，因此对培训的这方面进行了修改，将重点放在测量平面、骨顶和软骨顶线的准确位置上。然后提供角度，从而可以进行α角和β角解释的培训。

（8）参与者参加在线课程的成本要低得多，而且他们需要的休息时间更少，这使其成为一种有吸引力的选择。

（9）在线课程缺乏线下课程提供的面对面交流机会。然而，交流室的规模较小及交流室中相似学科的配对的确也能为线上教学提供一个交流的机会。

总体而言，只要有机会，很多线上课程可能会恢复为线下形式。然而，由于能够进入全球教师网络及学习，人们很可能仍会对在线课程产生兴趣。

15.12　课后跟进

线下课程的一大优势是参与者之间的互动和社交网络关系。这对于那些独自工作的人来说尤其重要。

虽然参与者将负责执行诊断扫查，但他们将需要一段时间的监督练习。这可以在一个公认的单位完成，或者需要远程导师监督。根据医师婴儿髋关节扫查的频率，这将至少持续6个月或1年。

目前关于参与者必须完成多少次髋关节扫查才能胜任临床诊断工作存在相当大的争论。达成的共识是200次扫查是最低要求。

15.13　能力证明

在定义医师是否有能力扫查和解释婴儿髋关节超声检查的资格方面，各国之间存在很大的差异。在没有对初始能力和持续能力进行评估的情况下，扫查的标准非常多变并且通常很差。

在一些单位，临床医师将进行扫查并给予结果解释；在另一些单位，由一名医师进行扫查，扫查结果由另一名医师进行解释。无论使用哪种方式，都应该证明该医师有扫查并解释结果的能力。

首先进行能力评估，然后进行定期审查和定期正式评估，这对保持高标准至关重要。

（王修明）

参考文献

请扫二维码查阅

第16章

髋关节超声：为未来准备

Joseph O' Beirne, Konstantinos Chlapoutakis

16.1 简介

DDH以前被称为CDH，首先由Hippocrates描述，后来在1678年，再次由Ambroise Pare[1]描述。1784年，有一份尸检标本的病理学描述了该疾病[1]。

临床上，早在1870年[2]就发现了髋关节的不稳定，远早于Ortolani[3]的经典描述。

16.2 DDH的诊断——超声筛查

传统上，临床检查被认为是诊断疾病的主要方法，辅以X线片，可以提供更详细的病情监测和治疗评估。超声作为诊断、治疗工具的最新成员，是一种适用于早期检测DDH的新方法。

超声用于DDH的诊断和管理已超过40年。已经建立了普遍性超声筛查的国家提供了非常令人鼓舞的证据，表明这种方法对DDH问题产生了显著影响[4,5]。所带来的益处包括降低了晚期就诊、切开复位和晚期骨盆手术的发生率[6,7]。尽管人们对成本[8]表示担忧，但事实证明，全面超声筛查的成本已经被减免的包括手术在内的治疗成本抵消[9,10]。

然而，由于种种原因，我们在这个问题上达成全球共识尚有一段距离。有许多不同的原因。

首先，有许多不同的超声技术在使用，包括Graf、Harcke、Morin/Terjesen和Suzuki方法[11-14]。已发表的研究在技术选择、研究人群和结果评估方面各不相同。

此外，目前对于超声在检测DDH中的有用性缺乏共识[15,16]。即使在其有用性被接受的情况下，对于应该进行普遍性还是选择性超声筛查（只筛查那些具有已知危险因素的婴儿，如臀位或家族史）仍然存在分歧[17,18]。

一些国家缺乏引入超声筛查所需的政治意愿。近年来，爱尔兰出现了一个特别的问题，即整体来看筛查项目都受到了一定的阻碍。这个问题的出现是因为一些备受瞩目的法律案件中，筛查计划遗漏了宫颈癌的诊断[19]。这导致人们由于担心漏诊的案件会引起诉讼，对引入的筛查项目持谨慎态度。

16.3　ICODE

正是在此背景下，继2017年12月在罗马召开筹备会议后，2018年9月在匈牙利Csolyospalos召开会议，旨在就DDH的早期发现和治疗相关的各项议题达成共识。该小组包括来自奥地利、中国、塞浦路斯、德国、希腊、匈牙利、伊朗、爱尔兰、意大利、瑞士、土耳其和英国等多个国家的放射科、骨科、儿科和内科专家。

会议包括对相关文献的回顾及分享与会人员的经验。最后，在若干问题上达成广泛共识。

（1）单独的临床检查对于检测DDH是不理想的——超声扫查是必不可少的。

（2）首选的超声扫查技术是Graf方法。但是，为了成功进行检查，必须严格遵守该技术的原则。

（3）应尽早进行超声扫查以筛查DDH，不得迟于出生后第6周。

（4）建议采用超声普查。这具有成本效益，不应导致过度治疗，并应减少后期发育不良的问题。

（5）早期治疗的重要原则是应用一种装置，使髋关节处于适当的屈曲和外展角度。设备的实际类型不如早期准确诊断和干预重要。

（6）超声检查员至少应是医疗保健专业人员，培训课程应标准化。

（7）会议结束后，该小组正式成立了ICODE。

会议的全部结果载于随后发表在《欧洲超声杂志》[20]上的一篇论文中。ICODE的既定目标：

（1）努力就有关DDH的各种问题达成共识，特别是检测和早期治疗的政策。

（2）促进、规范和不断改进Graf婴儿髋关节超声方法的教学和培训。

（3）利用其国际网络支持DDH检测和早期治疗领域的研究、审计和质量改进。

16.4　为未来做准备

在撰写本文时，ICODE拥有来自14个国家的50多名成员和准成员，其专业背景包括放射科、骨科、儿科和内科。其已经形成了一个同道网络，并在国际范围内合作提供Graf方法的课程。随着进一步发展，希望这种国际努力将保持适当高标准的教学、培训和研究，并为就DDH的发现和早期有效治疗达成共识进一步铺平道路。

（王修明）

参考文献

请扫二维码
查阅

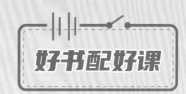

好书配好课

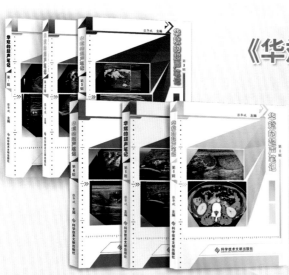

《华斌的超声笔记》系列丛书

长按二维码即刻进入华斌书屋

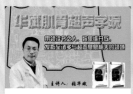

华斌肌骨超声学院
带领读书之人，迎理想开放。
发放至诸多与超声息息相关的发博

华斌肌骨超声学院	华斌肌骨超声学院——肌骨超声扫查演示	华斌肌骨超声学院——神经超声解剖与超声扫查演示	华斌超声学院——新生儿颅脑及脊髓超声检查
课程学习人次 10.6 万人次	课程学习人次 2.0 万人次	课程学习人次 3.1 万人次	

Rong.Z.
邀请您一起学习好知识
长按扫码听课

—— 凝聚每个认真之人的力量 ——

Rong.Z.
邀请您一起学习好知识
长按扫码听课

—— 凝聚每个认真之人的力量 ——

Rong.Z.
邀请您一起学习好知识
长按扫码听课

—— 凝聚每个认真之人的力量 ——

Rong.Z.
邀请您一起学习好知识
长按扫码听课

—— 凝聚每个认真之人的力量 ——

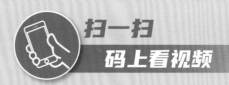

扫一扫
码上看视频